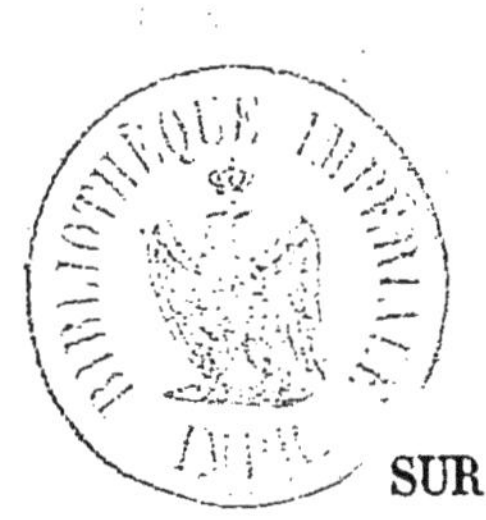

MÉMOIRE

SUR L'ANATOMIE PATHOLOGIQUE

DES

TUMEURS FIBREUSES DE L'UTÉRUS

ET

SUR LA POSSIBILITÉ D'EXTIRPER CES TUMEURS
LORSQU'ELLES SONT ENCORE CONTENUES DANS LES PAROIS
DE CET ORGANE.

OUVRAGES DU MÊME AUTEUR.

Lithotripsie et Cystotomie hypogastrique ou mieux postéro-pubienne ; 1832.

Concrétions urinaires de l'espèce humaine, classées sous le double rapport de leur volume et de leur forme ; 1832.

Observation sur une opération de vagin artificiel, pratiquée avec succès par un nouveau procédé, etc. ; 1835.

Observation sur une opération d'anus artificiel, pratiquée avec succès par un nouveau procédé, etc. ; 1835.

Du spasme de l'urètre et des obstacles véritables qu'on peut rencontrer en introduisant des instrumens dans le canal ; 1836.

Relation de la maladie de Broussais, suivie de quelques réflexions pratiques sur les obstructions du rectum ; 1838.

Recherches sur l'introduction accidentelle de l'air dans les veines ; 1839.

Mémoire sur la possibilité d'établir un anus artificiel dans la région lombaire, sans pénétrer dans le péritoine ; 1839.

2me Mémoire sur le même sujet ; 1841.

Mémoire sur la rétroversion de la matrice dans l'état de grossesse ; 1843.

Quelques considérations nouvelles sur le mécanisme du cours de la bile dans les canaux biliaires ; 1843.

Mémoire sur le traitement chirurgical des hémorroïdes internes ; 1843.

Mémoire sur le taxis dans les hernies étranglées ; 1843.

Recherches sur les blessures des artères ; 1843.

Leçons du docteur Amussat sur les rétentions d'urine, etc., publiées sous ses yeux, par A. Petit (de l'île de Ré) ; 1832.

Quelques réflexions sur la torsion des artères, et autres moyens hémostatiques, etc. ; par A. Petit (de l'île de Ré) ; 1831.

De la torsion des artères, dissertation inaugurale, soutenue à l'Université de Berlin, par Schrader (de Brunswick) ; traduite par A. Petit (de l'île de Ré) ; 1831.

Imprimerie de Félix Malteste et Cie, 18, rue des Deux-Portes-St-Sauveur.

MÉMOIRE

SUR L'ANATOMIE PATHOLOGIQUE

DES

TUMEURS FIBREUSES DE L'UTÉRUS

ET

SUR LA POSSIBILITÉ D'EXTIRPER CES TUMEURS
LORSQU'ELLES SONT ENCORE CONTENUES DANS LES PAROIS
DE CET ORGANE.

PAR

J.-Z. AMUSSAT.

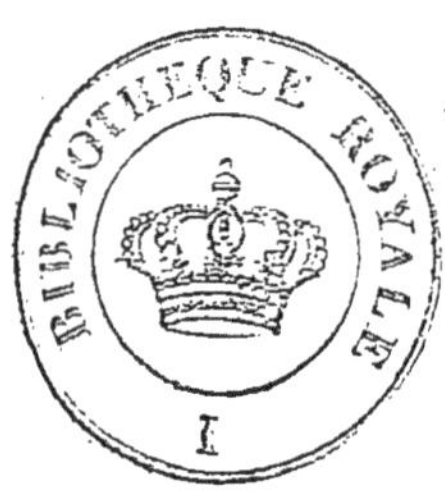

PARIS.

GERMER-BAILLIÈRE, LIBRAIRE-ÉDITEUR,

RUE DE L'ÉCOLE-DE-MÉDECINE, 17 BIS,

LONDRES,	LYON,
H. Baillière, 219, Regent street,	Savy, 49, quai des Célestins,
LEIPZIG,	FLORENCE,
Brockhaus et Avenarius, Michelsen.	Ricordi et Cie, libraires,

MONTPELLIER, Castel, Sevalle.

1842

MÉMOIRE

SUR L'ANATOMIE PATHOLOGIQUE

DES

TUMEURS FIBREUSES DE L'UTÉRUS

ET

SUR LA POSSIBILITÉ D'EXTIRPER CES TUMEURS LORSQU'ELLES SONT ENCORE CONTENUES DANS LES PAROIS DE CET ORGANE.

On donne le nom de tumeurs fibreuses de l'utérus à des corps blancs, durs, indolores, qui naissent et se développent dans le tissu de cet organe, et qui se présentent sous deux états différens : ces tumeurs sont pédiculées ou non pédiculées.

Les premières se rencontrent dans la cavité ou à la surface extérieure de l'utérus faisant saillie du côté du péritoine.

Les secondes, c'est-à-dire les tumeurs non pédiculées, sont au contraire renfermées dans les parois de l'utérus.

Lorsque des corps fibreux proéminent dans la cavité utérine, et qu'ils n'y tiennent que par un pédicule, ils ont reçu le nom de polypes.

Quand, au contraire, ces tumeurs se déjettent du côté du

péritoine, et font hernie dans l'abdomen, elles n'ont pas reçu de nom particulier.

Enfin, si ces productions se développent régulièrement dans les parois de l'utérus, de manière à les dédoubler en quelque sorte, elles conservent le nom générique de tumeurs fibreuses des parois de l'utérus ou interstitielles. C'est seulement de ces dernières dont je veux m'occuper dans ce mémoire.

ANATOMIE PATHOLOGIQUE.

Les tumeurs fibreuses interstitielles peuvent se développer dans différens points de l'utérus :

Dans la paroi postérieure, dans la paroi antérieure, sur les côtés, et dans le fond de cet organe.

Lorsqu'une tumeur fibreuse se développe dans la paroi postérieure, elle dilate peu à peu cette paroi, la dédouble comme si elle était composée de deux feuillets, et elle en forme une coque, espèce de kyste ou d'enveloppe, qui s'amincit de plus en plus, à mesure que la tumeur augmente de volume. Dès qu'elle a envahi toute l'étendue de la paroi postérieure de haut en bas, elle vient faire saillie dans le vagin en dédoublant aussi la lèvre postérieure du col et en la faisant procider en bas; alors on peut facilement la reconnaître en portant un doigt dans le vagin.

La cavité de la matrice s'agrandit souvent en proportion du volume de la tumeur, et la paroi opposée de l'utérus s'hypertrophie ordinairement.

L'ouverture du col s'agrandit aussi transversalement, et la lèvre antérieure s'amincit de manière à former un croissant au devant de la lèvre postérieure, qui est plus ou moins développée par le volume de l'extrémité inférieure de la tumeur qu'elle contient.

On conçoit facilement ce qui doit arriver lorsque la tumeur se développe dans les autres points que j'ai indiqués ; ainsi lorsqu'elle a pris naissance dans la paroi antérieure de l'utérus, les mêmes phénomènes ont lieu, mais en sens inverse, c'est-à-dire que cette paroi se dédouble de la même manière, la cavité de l'utérus s'agrandit en arrière, la paroi postérieure s'hypertrophie et l'ouverture du col s'élargit transversalement aux dépens de la lèvre postérieure, qui forme un croissant en arrière de l'extrémité inférieure de la tumeur.

Lorsqu'une tumeur fibreuse se développe dans les parois latérales de l'utérus, elle produit à peu près les mêmes phénomènes; seulement la cavité de l'utérus et l'ouverture du col se trouvent à gauche ou à droite, au lieu d'être en avant ou en arrière.

Enfin, si une tumeur fibreuse, se développe dans le fond de l'organe, elle dédouble ordinairement les parois de haut en bas, en refoulant la cavité utérine vers le col, et en la faisant disparaître à mesure que la tumeur augmente de volume.

On peut voir plusieurs exemples de cette espèce dans l'ouvrage de M. Cruveilhier, et dans le Musée Dupuytren.

La plus grande obscurité règne encore sur les causes et l'origine des tumeurs fibreuses interstitielles. Ces productions reconnaissent-elles pour point de départ la présence d'un petit caillot sanguin déposé dans le tissu de la matrice, ou fixé dans quelque point du système veineux utérin? Sont-elles dues, comme le pensait Broussais, à l'irritation d'une partie circonscrite de l'utérus, ou bien enfin dépendent-elles d'une altération, d'une perversion de nutrition ou de sécrétion? Ces explications purement théoriques sont encore loin d'être satisfaisantes. Espérons toutefois que l'anatomie pathologique parviendra à jeter un plus grand jour sur cette question.

Les corps fibreux se montrent rarement dans le jeune âge. Bayle ne les a jamais observés avant la trentième année; passé cette époque, ils deviennent si communs, qu'un cinquième des femmes parvenues à un âge avancé en sont atteintes. Le célibat et la stérilité sembleraient encore, d'après le savant médecin que je viens de nommer, favoriser le développement de ces corps accidentels ; mais les remarques qu'il a faites à ce sujet sont loin de réunir toutes les conditions d'exactitude, si j'en juge du moins par mes propres observations ; car pendant mon séjour à la Salpétrière, et depuis que j'exerce la chirurgie, il m'est bien plus souvent arrivé de trouver de ces productions, dans les parois de l'utérus, chez des femmes qui avaient eu plusieurs enfans, que sur de vieilles filles ou des femmes qui étaient restées stériles.

Pourquoi cette génération de corps fibreux est-elle si fréquente? Pourquoi cette prédilection pour le tissu de l'utérus? Serait-ce parce que cet organe est le seul qui soit sujet aux fluxions périodiques? Cela est probable, car nulle part on ne les trouve aussi fréquemment.

Les tumeurs fibreuses placées dans l'épaisseur des parois de l'utérus sont souvent uniques. Toutefois, il est assez commun de les voir accompagnées de la présence de semblables tumeurs, plus ou moins pédiculées aux périphéries interne et externe de cet organe et dans les ovaires.

Le volume que les corps fibreux peuvent atteindre dépend de circonstances tout à fait inconnues. Tantôt ils s'arrêtent dans leur développement, et alors ils restent pour plus ou moins de temps, et quelquefois pour toujours, stationnaires;

d'autres fois, au contraire, ils ne cessent de s'accroître, et ils peuvent arriver ainsi à des dimensions considérables. La tumeur la plus volumineuse que j'aie observée s'étendait depuis le tiers inférieur du vagin où elle était descendue, jusqu'à trois travers de doigt au dessus de l'ombilic. Elle était large en proportion. Le ventre avait atteint le développement qu'il a au huitième mois de la grossesse.

La forme de ces tumeurs est généralement arrondie ou ovale ; leur surface, le plus souvent lisse, est quelquefois légèrement mamelonnée. Elles peuvent devenir plus ou moins irrégulières lorsqu'elles ont subi diverses transformations, ou bien lorsqu'un obstacle est venu apporter quelque gêne dans leur libre développement.

Les corps fibreux anormaux offrent tous à peu près la même consistance. Pressés avec les doigts, on leur trouve la résistance du tissu fibreux. J'en ai observé de très durs, et j'en ai aussi rencontré qui avaient la mollesse du lipôme.

Les tumeurs fibreuses présentent dans leur structure des caractères différens, suivant leur degré de développement et d'ancienneté. Molles et d'une légère couleur rouge à leur origine, elles présentent plus tard des changemens remarquables; leur couleur devient d'un blanc mat, quelquefois nacré. Leur tissu est très dense, très résistant, et fort peu élastique. Les vaisseaux sanguins ne s'observent guère que vers la périphérie. Plus profondément ils sont très rares et très petits. L'anatomie pathologique nous apprend cependant, comme nous le verrons bientôt, que dans certaines circonstances, ces corps anormaux se laissent pénétrer par des globules sanguins. On n'a pu y découvrir ni des nerfs, ni des vaisseaux lymphatiques. On n'y retrouve pas davantage du tissu cellulaire ; il en existe cependant quelquefois, mais ce n'est que lorsque la tumeur est multiple ; ce tissu sépare, dans ce cas, les différens petits corps fibreux, dont le rapprochement plus ou moins immédiat constitue la tumeur. La texture des corps accidentels dont je parle paraît entièrement fibreuse ; très serrée dans le centre, elle est légèrement vasculaire vers la circonférence. Les corps fibreux ne me paraissent pas constituer un tout homogène ; ils sont composés de fibres dont la disposition est toujours très difficile à suivre. Elles m'ont paru cependant placées circulairement, superposées les unes aux autres, réunies par des fibres plus petites, et former ainsi un réseau fibreux très compliqué. La nature de ce tissu n'est pas encore connue. Dans la supposition qu'il serait produit, à son origine, par un petit caillot sanguin, ne pourrait-on pas le considérer toujours comme un composé de fibrine, qui avec le temps aurait pris le développement et les caractères que je viens de faire connaître ?

Les corps fibreux, comme tous les tissus organiques, trouvent dans le sang la source de leur existence. Plus les vaisseaux qui leur apportent ce fluide sont gros et nombreux, plus la vie y est active et plus leur développement pourra être rapide. L'état stationnaire de certaines tumeurs ne tient-il pas à la petite quantité de sang qu'elles reçoivent et qui suffit seulement à leur existence ?

On pourrait presque dire que c'est une espèce de germe qui s'accroît dans les parois de l'utérus, comme l'embryon se développe dans sa cavité.

Les tumeurs fibreuses peuvent acquérir un grand volume, sans cependant changer de nature, sans perdre de leur caractère primitif. Je ne crois pas qu'elles marchent nécessairement vers quelque altération particulière. S'il en était ainsi, l'on pourrait demander à quelle époque de leur développement les altérations doivent se produire. Eh bien! il m'est arrivé d'en voir sur de petites tumeurs de peu d'années d'existence, et de n'en pas observer sur de très grosses et très anciennes. Je pense donc que les altérations retrouvées dans les corps fibreux doivent être considérées comme de véritables états pathologiques de ces mêmes corps.

Si la texture serrée des corps fibreux ne peut être considérée comme un obstacle au développement de l'inflammation, toujours est-il qu'il n'est pas douteux qu'elle ne rende très rare cet accident. A la suite de métro-péritonites mortelles avec abcès dans le tissu cellulaire d'union du corps fibreux à l'utérus, j'ai observé que ce corps avait subi un gonflement considérable, qu'il était devenu très rouge, de blanc qu'il était, et que la rougeur s'étendait plus ou moins profondément dans son tissu. Je dois ajouter qu'il m'a été difficile de reconnaître si cette couleur était due à une injection ou à une simple imbibition. Incisé et pressé avec les doigts, le corps fibreux laissait échapper du sang. Je n'y ai jamais vu de matière purulente.

Dans un des cas où j'espérais favoriser la sortie spontanée de l'utérus, d'un corps fibreux, en mettant à découvert et en détachant la portion de ce corps, qui adhérait au col de cet organe, j'ai observé la gangrène de la partie qui avait été fortement mutilée avec les pinces. Une véritable cicatrice s'est formée à la chûte des escharres.

Les productions anormales dont je m'occupe peuvent devenir le siége de diverses dégénérescences, qui ont à peu de chose près la même nature, les mêmes caractères et la même marche, que celles qui surviennent dans les autres tissus de nos organes. Ce sont tantôt des ramollissemens cancéreux, tantôt des altérations squirrheuses, lardacées ou autres, réunies ou séparées, qui arrivent plus tôt ou plus tard à l'état d'ulcération, et qui ne s'accompagnent de douleur que lorsque la matrice elle-même participe à l'affection.

Il est une transformation remarquable des corps fibreux, bien connue et que j'ai observée plusieurs fois ; elle consiste dans la solidification pierreuse ou osseuse de ces corps. Au centre des tumeurs fibreuses, dans le point où leur texture est si serrée qu'elle semble avoir perdu toute trace d'organisation et être devenue homogène, l'on retrouve çà et là de petites concrétions blanches et très dures. Ces concrétions ressemblent beaucoup à celles que l'on observe sur le tissu artériel et sur des fausses membranes très anciennes. Elles se forment aux dépens du tissu fibreux, elles en constituent une véritable transformation. Elles grossissent avec le temps, se rapprochent et finissent par produire des masses assez volumineuses éburnées, ressemblant beaucoup au tissu compacte des os et plus encore à de l'ivoire.

Les tumeurs fibreuses interstitielles de l'utérus sont de véritables corps parasites sans enveloppe propre, entourés seulement d'un tissu cellulaire sain et peu résistant. Insensibles, ne jouissant de la vie qu'à un très faible degré, elles ne gênent que par leur présence. Placées dans les parois de l'utérus, elles s'y développent en écartant les fibres de cet organe. Ce dédoublement des parois de la matrice est une chose digne d'attention. Ne semblerait-il pas nous apprendre que le tissu de l'utérus est composé de différens plans de fibres, que les corps fibreux ont plus de facilité à détacher, même dans une étendue considérable, qu'à vaincre dans leur résistance, pour se porter, en se pédiculant, vers l'un des points de la périphérie de l'utérus. Il arrive cependant des circonstances où la paroi dédoublée cède au mouvement d'expansion de la tumeur, et la recouvre entièrement lorsqu'elle est arrivée à l'état de polype. C'est lorsque cette paroi s'est trouvée affaiblie par quelque cause particulière, et ordinairement par une inflammation chronique.

L'on observe souvent que le parenchyme d'un organe s'atrophie, disparaît même sous la pression toujours croissante d'un corps étranger qui se développe dans son intérieur ; ici, au contraire, comme dans la marche d'une grossesse, la matrice s'hypertrophie et s'accroît dans des rapports directs avec le volume de la tumeur qu'elle renferme.

L'existence d'un corps fibreux dans les parois de l'utérus peut-elle être un obstacle à la conception? Je ne le pense pas, toutes les fois que les ouvertures des trompes sont restées intactes; mais la marche naturelle de la grossesse pourrait bien recevoir quelque atteinte de la présence de ce corps étranger. C'est surtout au moment de l'accouchement que des difficultés plus ou moins graves peuvent surgir, et aller même jusqu'à compromettre les jours de la malade.

En résumé, l'anatomie pathologique démontre que ces tumeurs, lorsqu'elles ne se sont pas développées du côté de l'abdomen, sont heureusement disposées pour être extirpées, puisque alors elles sont hors du péritoine, peu adhérentes, dures, résistantes et par conséquent accessibles aux moyens chirurgicaux que j'indiquerai plus loin.

HISTORIQUE.

Envisagés au point de vue chirurgical, on peut diviser les corps fibreux de l'utérus en deux grandes catégories.

Les corps fibreux pédiculés, ou polypes.

Les corps fibreux non pédiculés, ou tumeurs fibreuses interstitielles.

Les polypes seuls ont fixé l'attention des opérateurs; ils ont abandonné les tumeurs fibreuses renfermées dans les parois de l'utérus; mais comme on le verra bientôt on avait eu tort de croire que l'extirpation de ces tumeurs était trop difficile, trop dangereuse et qu'il ne fallait pas l'entreprendre.

Il est bien entendu qu'il ne sera pas question dans ce Mémoire des tumeurs fibreuses développées du côté du péritoine, car elles resteront probablement pour toujours inaccessibles aux ressources de la chirurgie la plus hardie.

En compulsant les plus anciens auteurs, pour savoir s'ils se sont occupés de la question qui fait l'objet de ce Mémoire, on trouve qu'ils n'ont parlé que très vaguement des polypes, et qu'ils n'ont rien dit des tumeurs fibreuses de l'utérus encore renfermées dans les parois mêmes de l'organe.

Il en est de même des modernes; ils ont confondu les tumeurs fibreuses avec les polypes et les môles, ou plutôt ils n'ont fixé leur attention que sur les polypes fibreux.

Ainsi A. Paré, Saviart, Levret, Moriceau, etc., n'ont traité que des tumeurs fibreuses pédiculées ou polypes.

Levret, dans son ouvrage et dans son excellent article inséré dans les Mémoires de l'académie de chirurgie, tome 3, disserte très longuement et très savamment sur les polypes; il décrit les moyens ingénieux qu'il a imaginés pour les lier; mais il ne dit rien qui se rapporte aux tumeurs fibreuses renfermées dans les parois dédoublées de l'utérus.

Le célèbre Louis, dans son intéressant article sur les *Concrétions calculeuses de la matrice*, inséré dans les Mémoires de l'académie de chirurgie, a rassemblé tous les faits de ce genre, observés depuis Hippocrate jusqu'à lui; il a pu étudier ces concrétions à l'hospice de la Salpétrière, où il a demeuré comme chirurgien. A la fin de son article, il établit théoriquement la possibilité d'attaquer les concrétions calculeuses renfermées dans la cavité de la matrice, en incisant le col au moyen de ciseaux tranchans en dehors, espèce de lithotome double; c'était, comme on le voit, une simple imitation de la taille, en comparant la matrice à la vessie. Mais il n'avait point pensé qu'on pût enlever ces corps lorsqu'ils sont renfermés *dans les parois de l'utérus*, car il dit, p. 102, tome II, éd. de 1819 : « Il y a des cas qui sont absolument sans ressources, » tels sont ceux du volume considérable de la pierre, de l'in- » duration des parois de la matrice et des pétrifications *chaton-* » *nées* dans sa substance. »

Ainsi les anciens et les modernes même ont négligé l'étude des tumeurs fibreuses renfermées dans les parois de l'utérus; ils n'ont point surtout abordé la question qui nous occupe, c'est-à-dire la possibilité de les extirper.

Les contemporains, au contraire, se sont beaucoup occupés de ces corps fibreux, mais seulement sous le rapport de l'anatomie pathologique ; ils ont dit très explicitement que lorsque ces corps sont renfermés dans les parois de la matrice, ils sont au-dessus des ressources de la chirurgie comme on va le voir par quelques citations :

Bayle qui a écrit un excellent article sur ce sujet dit : « Lors- » que le corps fibreux n'est point pédiculé, qu'il est seulement » saillant dans la cavité utérine, le toucher ne fait quelquefois » apercevoir aucune altération notable du col de la matrice, » ou bien il n'y fait découvrir qu'une sorte d'aplatissement. » Dans ces cas, on ne peut reconnaître avec certitude l'exis- » tence d'un corps fibreux qu'après la mort; et lors même

» qu'on l'aurait reconnue pendant la vie, *on n'aurait pas pu* » *sauver la malade parce que ce corps ne pouvait pas être en-* » *levé.* » Dictionnaire des sciences médicales, t. VII, p. 75.

Boyer dit : « Soit que la tumeur occupe *l'épaisseur des* » *parois de la matrice*, soit qu'elle se trouve immédiatement » sous la tunique péritonéale, les moyens à employer sont pu- » rement palliatifs. » (Traité des maladies chirurgicales, etc., 1re éd., tome X, p. 547.)

Dupuytren dit : « Les tumeurs de cette espèce sont très » communes et presque toutes *inopérables*, *car on n'aurait* » *d'autre parti possible à prendre que de fendre la matrice pour* » *les énucléer.* » (Leçons orales de clinique chirurgicale, par Dupuytren, redigées par MM. Brière de Boismont et Marx, tome 4, deuxième édition, p. 281 et 282.

M. Roux dit : « Les tumeurs fibreuses renfermées dans les » parois de l'utérus *sont complètement inaccessibles à nos* » *moyens ordinaires;* elles entraînent toujours la perte du » sujet. » (Mélanges de chirurgie etc., 1809, p. 122.)

M. Velpeau dit : « La ligature pas plus que l'arrachement » ne doit être tentée si la tumeur est encore renfermée en » entier dans la matrice. » (Nouveaux élémens de médecine opératoire, 1832, t. III, p. 614 (1).)

M. Gerdy dit : « Les maladies qui peuvent en imposer pour » un polype sont : 1° *une tumeur fibreuse, osseuse ou pierreuse,* » *non pédiculée de l'utérus, saillante dans sa cavité ou un*

(1) Depuis cette époque (1832), M. Velpeau a publié une nouvelle édition de sa médecine opératoire, et à l'article polypes de la matrice, on trouve exactement, comme dans les leçons de Dupuytren, le passage suivant : « Quoique le polype ne « soit pas complètement pédiculé pourvu qu'on incise un peu au-dessus du plus « grand diamètre du polype, et qu'on puisse donner à l'incision une certaine éten- « due, diviser toute la couche de tissu naturel qui enveloppe la production mor- « bide, il n'en faut pas davantage pour que, avec les doigts, le manche de

» *môle;* mais alors comme on ne pourra point y reconnaître » de pédicule, *il n'y aura rien à faire et il n'en résultera aucun* » *danger pour la malade.* » (Thèse de concours, *des polypes et* » *de leur traitement*, 1835, p, 166.)

En résumé, tous les auteurs de chirurgie avaient conseillé de ne pas chercher à enlever les tumeurs fibreuses renfermées dans les parois de l'utérus. Mais en y réfléchissant maintenant, on voit qu'ils s'étaient beaucoup trop exagéré la difficulté et le danger d'une pareille entreprise, puisque, d'une part, l'anatomie pathologique nous montre qu'on peut énucléer assez facilement ces tumeurs sans intéresser le péritoine, et que leurs adhérences aux parois de l'utérus sont en général assez peu résistantes; et d'autre part, la lésion de l'utérus est moins grave qu'on ne l'avait pensé, comme le prouvent les incisions du col, son excision, et même l'opération césarienne, qui compte quelques succès malgré la lésion du péritoine.

Les nombreuses ouvertures de corps que j'ai faites à l'hôpital de la Salpétrière, pendant les quatre années que j'y ai passées comme interne, m'ont permis d'observer et de recueillir un assez grand nombre de ces tumeurs de l'utérus; j'avais été frappé d'abord de leur enchatonnement et de leur dureté, j'avais fait macérer les plus dures et j'avais collecté toutes celles qui étaient osseuses. Je conserve encore la plus grosse

« l'instrument, ou de simples tractions, on parvienne à le détacher, comme on « sépare un noyau du fruit des parties qui l'enveloppent. Les lambeaux, suite « d'une pareille énucléation, ou se rétractent et se cicatrisent en revenant sur « eux-mêmes, ou sont en partie détruits par la suppuration. »

De là aux tumeurs fibreuses complétement renfermées dans les parois de l'utérus, il y a une très grande distance.

Au reste, depuis ma première opération, M. Velpeau a trouvé l'occasion de la répéter: mais éprouvant trop de difficultés à extraire la tumeur en entier, il la coupa par morceaux, une portion ne put être extraite et une hémorrhagie mortelle eut lieu.

qui est éburnée, et qui a une grande ressemblance avec un hémisphère cérébral. J'ai présenté à l'Académie cette tumeur qui est remarquable par son volume, par sa consistance et par sa forme.

Les progrès de l'anatomie pathologique sur ce point ont vivement fixé mon attention, et en rappelant à ma mémoire ce que j'avais observé à la Salpétrière, ils ont beaucoup contribué à m'encourager. J'ajouterai que les opérations assez nombreuses que j'ai eu l'occasion de faire pour de très gros polypes plus ou moins pédiculés, ont éveillé mon attention sur la possibilité d'opérer les tumeurs fibreuses. Enfin, les opérations hardies tentées dans ces derniers temps sur l'utérus lui-même ont achevé de me décider à extirper les tumeurs fibreuses qui n'auraient pas pu devenir polypes.

Mais je dois dire, et je le dis avec reconnaissance, c'est surtout à mes relations fréquentes avec notre savant et ingénieux confrère M. Récamier, que je suis redevable de ce progrès. Son exemple et ses conseils ont beaucoup contribué à m'enhardir, et à me déterminer à entreprendre ce qu'on n'avait pas osé tenter jusqu'à présent.

Enfin, la première fois que j'ai conçu et émis l'idée d'attaquer les tumeurs fibreuses non pédiculées de la matrice, c'était pour une malade que je soignais il y a quelques années avec MM. Ribes et Magendie ; elle était épuisée par des pertes continuelles occasionnées par des tumeurs fibreuses de l'utérus ; la plus grosse était située dans l'épaisseur de la paroi postérieure ; elle faisait saillie dans la cavité de la matrice qui était fort dilatée et béante. Les autres tumeurs étaient sous le péritoine. Après avoir exploré avec beaucoup de soin et médité sur cette intéressante malade, je dis à MM. Ribes et Magendie que je leur aurais proposé de fendre en avant la coque qui recouvrait la plus grosse tumeur, et de l'extraire par énucléation si elle eût été seule. En effet, dans ce cas, la tumeur s'offrait parfaitement d'elle-même ; elle présentait une ronde-bosse saillante et elle était plus facile à enlever que toutes celles que j'ai rencontrées depuis. J'avais bien apprécié la possibilité de l'opération en ne faisant qu'une petite incision et en évitant de blesser le péritoine.

D'après ce rapide exposé historique, on voit que j'ai fait pour les tumeurs fibreuses de l'utérus ce que j'avais fait pour l'anus artificiel, c'est-à-dire que je m'étais bien préparé ; il ne me fallait que l'occasion pour appliquer mes idées et exécuter l'opération que j'avais conçue. Mes confrères et amis, les docteurs Troussel et Schuster, m'ont bientôt offert cette occasion ; je l'ai saisie avec empressement et j'ai réussi complètement, comme on va le voir par les deux observations suivantes :

Première observation.— *Extirpation d'une tumeur fibreuse du poids de 338 grammes, développée dans la paroi postérieure de l'utérus chez une femme âgée de quarante-huit ans, affaiblie par des hémorragies abondantes. Guérison soutenue depuis plus de deux ans.*

La relation de cette opération a été publiée par M. le docteur Troussel, dans la *Revue médicale* du mois d'août 1840.

Madame L***, originaire de Normandie, domiciliée à Paris depuis plusieurs années, de taille moyenne, bien proportionnée, n'avait jamais été sérieusement malade, s'était mariée jeune, avait eu trois enfans et fait deux fausses couches ; lorsqu'en 1837, ayant alors quarante-cinq ans, elle remarqua quelques dérangemens dans ses règles, qui étaient plus abondantes et revenaient plus souvent et moins exactement. Elle ne fit pas d'abord grande attention à cette circonstance, l'attribuant au commencement de l'âge critique. Mais au bout de quelques mois survinrent de véritables pertes, qui, en lui causant de la faiblesse, commencèrent à l'inquiéter. Dans l'été de 1838, elle se décida à me consulter à ce sujet. Déjà son teint était pâle, un peu jaune; elle éprouvait un ensemble de malaises qui me fit présumer que les hémorragies qui s'étaient manifestées avaient pour cause quelque lésion de la matrice. Le toucher confirma mes doutes : je trouvai l'utérus volumineux comme dans un commencement de grossesse, et assez abaissé pour que le doigt atteignît promptement le col. Celui-ci était effacé, et son orifice vaginal dilaté de manière à recevoir le bout du doigt indicateur, c'est-à-dire de la largeur d'une pièce d'un demi-franc. A travers cette petite ouverture, je pus toucher distinctement un corps lisse, un peu arrondi, paraissant insensible à la pression. Le doigt, introduit à la profondeur de quelques millimètres, se trouvait entouré en partie par le bord du col utérin très aminci. Mais le corps étranger saillant au-dessus du col me parut adhérer intimement avec la partie postérieure de celui-ci, et se confondre avec la lèvre postérieure.

J'appelai en consultation un de nos célèbres accoucheurs, qui déclara qu'il existait un polype de mauvaise nature, encore entièrement renfermé dans la cavité utérine et se confondant avec la paroi postérieure du corps et du col de la matrice; qu'aucune opération n'était indiquée ; que tout portait à craindre une dégénérescence carcinomateuse ; et qu'on ne pouvait proposer qu'un traitement palliatif, tendant à combattre les accidens, à soutenir les forces et à éloigner l'issue d'une maladie qui, en quelques mois, devait causer la mort.

Cependant les pertes sanguines n'étaient pas continuelles.

Il y avait des intervalles de plusieurs semaines, de plusieurs mois. Cette femme, tout en s'affaiblissant, maigrissant, pâlissant, n'éprouvait point de douleurs lancinantes, n'avait pas d'écoulemens fétides, dans l'intervalle des hémorragies. Mais elle était fatiguée par des dégoûts, des envies de vomir, des tiraillemens dans la région lombaire, des lassitudes dans les membres inférieurs, une sensation d'embarras, de gêne dans le bassin, des envies fréquentes d'uriner. La partie inférieure de l'utérus paraissait de plus en plus volumineuse, le vagin diminuait de longueur. Le fond de la matrice proéminait davantage au-dessus du pubis; son col s'élargissait, tout en offrant la même disposition que j'avais constatée lors de mon premier examen. Le moindre exercice ramenant l'écoulement du sang et devenant de plus en plus pénible, cette femme ne sortait presque plus. Sa constitution se détériorait graduellement, ses digestions devenaient de plus en plus difficiles, les pertes sanguines revenaient, et plus fortes et à des intervalles plus rapprochés; elles étaient suivies d'écoulemens blanchâtres, séreux. Tout en appréhendant le retour des hémorragies, à cause de l'affaiblissement général qu'elles occasionaient, cette dame disait qu'elle se sentait soulagée après chaque perte abondante.

Près de deux années se passèrent dans cet état. Les pertes de sang paraissaient s'éloigner; mais dans les mois d'avril et mai 1840, il survint un écoulement blanc tellement abondant que la malade en fut effrayée; elle craignit d'être décidement atteinte d'un cancer de la matrice, et consentit à un nouvel examen. C'était dans les derniers jours du mois de mai : le toucher me fit reconnaître que les choses étaient toujours à peu près dans le même état, si ce n'est que le col me parut notablement plus dilaté, et que la portion de tumeur que je

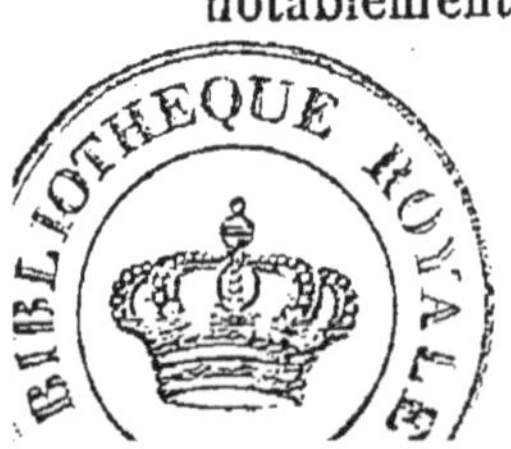

pouvais explorer était saignante; examinée à l'aide du spéculum, elle me parut être blanchâtre et me donna l'idée d'une surface ulcérée cancéreuse. Toutefois, eu égard à la marche de cette maladie, à l'absence des symptômes caractéristiques des affections carcinomateuses, et, nonobstant la teinte jaune paille de la peau du visage et de tout le corps; à la forme de l'utérus en général, et à celle de son col en particulier; au pronostic porté lors de la première consultation, et qui n'avait point été justifié, puisque ma malade vivait encore au bout de deux ans, il me vint à l'idée qu'il pourrait bien se faire que cette tumeur de la matrice eût un autre caractère que celui qu'on lui avait assigné. En conséquence, j'en parlai au mari, et lui proposai de prendre l'avis de M. Amussat.

Notre consultation eut lieu le 1er juin. Après avoir écouté attentivement l'historique de cette longue et cruelle maladie, M. Amussat examina la malade et déclara 1° qu'il existait une tumeur dans l'épaisseur de la paroi postérieure de l'utérus, y compris le col; 2° qu'il avait pu introduire le doigt indicateur assez profondément dans la cavité de l'utérus, et reconnaître que la tumeur y formait une saillie arrondie fortement convexe, d'une grande dimension, oblongue de haut en bas, médiocrement solide et n'offrant pas de fluctuation, présentant partout la même résistance, à surface parfaitement égale, lisse, et ne paraissant pas sensible au toucher; 3° que la lèvre antérieure du col et une grande partie de la paroi antérieure du corps de cet organe étaient très notablement amincies; 4° que la lèvre postérieure était volumineuse, arrondie, dure, beaucoup plus saillante que l'antérieure et se confondant avec la tumeur; 5° que l'utérus était mobile, arrondi en forme de poire, un peu incliné à gauche, et que son fond s'élevait à trois ou quatre travers de doigt au-dessus du bord supérieur de la symphyse pubienne; ayant à peu près le volume de la tête d'un petit enfant à terme; sa surface extérieure, examinée de toute manière, soit à travers les parois abdominales, soit par le rectum et par le vagin, n'offrant aucune inégalité; 6° que la dilatation du col, appréciée à l'aide du doigt et au moyen du spéculum, avait à peu près l'étendue de la moitié d'une pièce de cinq francs; 7° et qu'en raison de l'écoulement du sang, on ne pouvait savoir précisément quel aspect présentait la portion de tumeur embrassée par l'orifice du col; 8° mais qu'il était porté à croire dès ce moment qu'il ne s'agissait pas d'un polype pédiculé, ni d'une affection cancéreuse, mais bien probablement d'un corps fibreux. Il fut convenu qu'on procéderait à un nouvel examen le surlendemain, en se promettant de le commencer avec le spéculum, afin de n'être pas gêné par l'écoulement du sang que le toucher déterminait.

Le 3 juin, nous examinâmes au spéculum, qui nous mit à même de voir très distinctement ce que le toucher nous avait fait reconnaître; c'est-à-dire la disposition du col utérin, son amincissement en haut et en avant, de manière à former une espèce de bandelette disposée en croissant. La partie de la tumeur que la dilatation du col laissait voir, présentait une couleur grisâtre ardoisée, violacée, assez semblable à celle des polypes; sa surface était enduite d'une couche de mucosités blanchâtres, puriformes, peu adhérente, facile à enlever avec un linge fin, et n'ayant qu'une odeur fade peu prononcée, et non l'odeur piquante *sui generis* de la suppuration des surfaces cancéreuses; en outre, cette partie de la tumeur était saignante au moindre contact Après cette première partie de l'examen, le spéculum ayant été ôté, nous procédâmes de nouveau au toucher, qui nous confirma entièrement dans tout ce que nous avions rencontré lors de notre première exploration. M. Amussat, guidé par la grande habitude qu'il s'est acquise dans ces sortes de recherches, parvint à préciser le diagnostic. . . . . en poussant aussi loin que possible ses investigations, dirigées toujours avec la plus grande prudence et beaucoup de douceur. Son doigt indicateur parvint dans la cavité utérine, de manière à atteindre le fond de l'organe, ce dont nous pouvions nous assurer très positivement par l'application de la main sur la région hypogastrique; manœuvre rendue facile à cause du peu d'embonpoint de la malade et de la mollesse des parois de l'abdomen, résultant de leur distension pendant plusieurs grossesses. Ces recherches étaient peu douloureuses et occasionaient un léger écoulement de sang, qui nous parut venir en grande partie de quelques petits vaisseaux contenus dans des espèces de brides dont on sentait distinctement le déchirement, et de la surface saillante de la tumeur. Dans cette séance, nous pûmes nous convaincre qu'il n'existait aucun engorgement appréciable dans les ovaires et les ligamens larges; et que la matrice était développée d'une manière tout à fait régulière, formant un ovoïde exact.

D'après un examen aussi positif, M. Amussat me dit qu'il lui paraissait possible de tenter une opération pour sauver la malade dont le dépérissement profond annonçait la fin prochaine. Mais, comme cette opération pouvait présenter de grandes difficultés d'exécution et occasioner de graves accidens, tels que l'hémorragie ou des inflammations consécutives dans l'utérus même, dans ses annexes et surtout vers le péritoine, il ne voulut rien proposer ni rien entreprendre sans avoir au préalable réuni d'autres avis. Nous convînmes, avec l'assentiment du mari de la malade, que MM. Récamier et Ribes seraient appelés.

Cette consultation eut lieu le 8 juin. MM. Récamier et Ribes examinèrent notre malade avec le plus grand soin et l'attention éclairée que nous avions droit d'attendre de deux praticiens aussi distingués, et qui se sont occupés d'une manière si remarquable de l'étude des affections de ce genre. Ils partagèrent entièrement notre opinion sur l'état de l'utérus, sur le volume et la nature présumée de cette tumeur, sur son insertion à large base, sur l'état général de la malade dont la vie était menacée d'une manière pressante, et sur l'indication précise de tenter une opération assurément des plus graves dans son exécution et dans ses suites, mais qui était le seul moyen de faire cesser les accidens qui avaient peu à peu amené cette malheureuse femme aux portes du tombeau.

Après avoir longuement discuté sur le mode de l'opération, il fut arrêté que M. Amussat ferait ce qu'il jugerait convenable.

Ce qui, entre autres choses, détermina M. Récamier à consentir à l'opération, c'est qu'il était parvenu à détacher la tumeur sur un des points de sa circonférence, en agissant seulement avec le doigt sur la partie latérale gauche de la saillie formée par la tumeur, point vers lequel le sillon de séparation était plus prononcé et s'étendait plus en arrière et en bas; ce qui lui fit espérer qu'elle pouvait bien ne pas faire corps avec la matrice, et qu'on pourrait parvenir à l'en séparer, même dans son insertion à la lèvre postérieure du col, de manière à ce que celui-ci devînt libre dans toute la circonférence de son orifice. M. Ribes fut aussi du même avis; seulement il ajouta que la consistance de la tumeur ne lui semblait pas présenter la dureté ordinaire des tumeurs fibreuses.

Il fut convenu qu'on laisserait reposer la malade pendant quelques jours qui seraient employés à la préparer à cette périlleuse opération. Un doux laxatif fut administré dans l'intention seulement de débarrasser le gros intestin de matières dures et anciennes dont on avait constaté la présence, et que les lavemens n'avaient pu entraîner.

Le résultat de notre consultation fut annoncé au mari de la malade et à sa famille, en leur faisant entrevoir nos espérances, mais sans leur cacher nos craintes sur l'issue de notre entreprise. L'opération fut fixée au jeudi suivant.

Le 11 juin, à une heure d'après-midi, se trouvèrent réunis chez cette dame M. Amussat, MM. Lucien Boyer, Filhos, Le Vaillant et moi. M. Amussat résuma en peu de mots tout ce qui avait rapport à la maladie en question, établit le diagnostic aussi exactement qu'il était possible, et nous dit ce qu'il se proposait de faire : 1° abaisser l'utérus autant que faire se pourrait ; 2° dilater l'entrée du vagin, et autant que possible l'orifice du col utérin ; 3° saisir la tumeur avec des pinces de Museux ; 4° chercher à l'isoler, à la séparer du col de l'utérus, en continuant ce qui avait été commencé par M. Récamier ; 5° puis faire ultérieurement ce qui serait convenable, au fur et à mesure des indications qui devaient être différentes en raison de la nature de la tumeur, de son adhérence plus ou moins intime, de son volume et des accidens qui pouvaient advenir.

La malade fut placée en face d'une croisée, sur une commode préalablement garnie d'un matelas, d'oreillers et de draps; on avait eu soin de s'assurer de la vacuité de l'intestin et de la vessie. La position de la malade était celle adoptée pour la taille périnéale : cette femme était couchée sur le dos, elle avait les jambes fléchies sur les cuisses, celles-ci sur le ventre, et maintenues convenablement écartées.

En pressant graduellement, mais fortement, sur la région

hypogastrique et en entr'ouvrant la vulve et l'orifice du vagin, on parvint à voir le col utérin et à distinguer parfaitement, sans spéculum, la partie de la tumeur circonscrite incomplètement par la lèvre antérieure amincie du col de la matrice.

Espérant que la tumeur n'était pas intimement confondue avec la lèvre postérieure du col de l'utérus, mais qu'une bande du tissu propre de cet organe l'enveloppait en arrière, et faisait suite à la bandelette charnue formée par la lèvre antérieure, M. Amussat essaya de détruire peu à peu avec le doigt les adhérences très fortes qu'il rencontrait. Une pince de Museux fut implantée dans la tumeur, dans le but d'abaisser l'utérus et de favoriser les manœuvres ; mais, loin d'aider l'opérateur, elle gênait ses mouvemens, elle fut donc retirée. Cependant on avait déjà obtenu un commencement de séparation, ce qui engagea M. Amussat à continuer. A mesure qu'il parvenait à séparer la tumeur de la lèvre postérieure du col, il reconnaissait que les parois étaient au moins aussi minces qu'en avant, ce qui lui faisait présumer et craindre que la paroi postérieure de la totalité de la matrice n'eût conservé que très peu d'épaisseur, et ce qui devait l'engager à manœuvrer avec lenteur et précaution, afin d'éviter une rupture. L'introduction simultanée des deux doigts indicateurs, l'un dans la cavité utérine, et l'autre dans le rectum, prouvait de la manière la plus positive qu'en effet l'utérus était fort aminci en arrière, au niveau de l'insertion du corps étranger.

Trois pinces-érignes ayant été implantées dans la tumeur aussi loin que possible, et réunies de manière à pouvoir exercer des tractions modérées, tantôt verticales, tantôt obliques, dirigées de haut en bas ou latéralement, comme on ferait avec un forceps, M. Amussat continua d'agir avec les doigts, de façon à séparer de plus en plus la tumeur de ses attaches à la matrice, mais toujours avec la précaution de ne jamais s'écarter de la surface de la tumeur, afin de ménager le plus possible le tissu de la matrice. Plusieurs fois les pinces de Museux lâchèrent prise et furent replacées. Enfin, il parvint à séparer entièrement la partie inférieure de la tumeur de ses attaches au col de l'utérus, dont le doigt put alors parcourir toute la circonférence, de sorte que cette portion de tumeur se trouvait dans les conditions des polypes pédiculés. Ce succès enhardit l'opérateur à continuer dans la même voie, et commençait à lui faire espérer que le reste des attaches céderait aux mêmes manœuvres ; tout portant à croire que la végétation, quelque volumineuse qu'elle fût, se trouvait dans les mêmes conditions de rapports dans le fond de la matrice, que celles qu'elle présentait vers le col. Les tractions furent donc continuées, et même avec plus de force, au moyen des pinces-érignes, qu'il fallut bien des fois replacer, en même temps que l'on continuait d'abaisser autant que possible l'utérus dans le petit bassin, par une pression exercée méthodiquement au-dessus du pubis. Cependant le col de l'utérus, disposé en bourrelet assez résistant, ne se laissant plus dilater, et paraissant mettre obstacle à la sortie de la tumeur, fut débridé par quelques petites incisions pratiquées sur plusieurs points à l'aide d'un bistouri droit boutonné ou avec des ciseaux longs, courbes, à pointes mousses. Mais ce débridement opéré, la tumeur n'avançait pas davantage, ce qui prouva qu'elle était retenue non seulement par son volume, qui nous parut de plus en plus considérable, mais encore par ses attaches à l'utérus même.

Les pinces de Museux, en se détachant plusieurs fois, avaient déchiré la surface de la tumeur, de manière qu'il nous fut possible de constater que celle-ci avait une enveloppe kystiforme, assez épaisse et assez résistante. A travers les déchirures faites à cette membrane d'enveloppe, à cette espèce de coque, qui était rougeâtre, comme réticulée, fibrillaire, nous aperçûmes une couche blanchâtre, comme albuginée, résistante quoique molle, ressemblant assez à l'enveloppe d'une tumeur enkystée, dans le tissu de laquelle les dents des pinces restaient plus solidement fixées. Cette opération durait déjà depuis assez long-temps; la malade était fatiguée plus par la position dans laquelle on la maintenait, par l'engourdissement et les crampes qu'elle éprouvait dans les membres inférieurs, par la pression assez forte qu'on était obligé d'exercer sur le bas-ventre, par les tractions que l'on continuait de faire dans différens sens et avec une certaine force, par les tiraillemens qu'elle éprouvait dans le bassin, plus, dis-je, par toutes ces circonstances, que par des douleurs aiguës; car la plus grande partie des efforts que nous faisions portait sur la tumeur elle-même, qui ne paraissait point sensible. Du reste, l'écoulement du sang n'était pas considérable. Ayant reconnu que la membrane d'enveloppe de la tumeur, déchirée par les érignes, formait comme une espèce d'étranglement, comme une bride tendue sur cette masse, M. Amussat l'incisa, comme il avait fait pour le col utérin, par plusieurs petits coups de ciseaux ou de bistouri conduits avec précaution. Toutefois, cela n'avança pas à grand'chose, la tumeur paraissait rester au même point. Autre chose la retenait, et ce ne pouvait être que son adhérence à la partie postérieure et au fond de la matrice. On essaya une espèce de spatule à manche, légèrement recourbée, disposée en cuillère à bords mousses, mais elle n'aida à rien, et fut rejetée dans la crainte qu'en s'en servant avec plus de force, on ne perforât les parois si minces de l'utérus, et qu'on n'arrivât jusqu'au péritoine.

Après avoir laissé reposer la malade pendant quelques minutes, temps qui fut employé à délibérer sur la question de savoir s'il ne convenait pas de chercher à diminuer le volume de la tumeur par des incisions, ou bien d'en enlever ce qu'on pourrait, et de laisser le reste, l'abandonnant aux efforts de la nature et comptant sur la suppuration qui s'établirait; ou enfin d'insister sur les mêmes moyens, c'est-à-dire la destruction graduelle de ce qui pouvait rester d'adhérences, au moyen des doigs seulement, M. Amussat se décida pour ce dernier parti.

Les pinces de Museux furent donc replacées aussi loin et aussi profondément que possible dans le tissu de la tumeur, et, pendant que l'un de nous exerçait de nouvelles tractions, absolument comme dans un accouchement difficile avec le forceps, M. Amussat tâchait au moyen des doigts de séparer de plus en plus la tumeur. Plusieurs fois M. Amussat fut obligé de faire cesser les tractions, surtout parce que, lorsqu'elles étaient exercées avec force, ses doigts se trouvaient tellement serrés qu'il lui était impossible de les faire agir. Il était par conséquent impossible d'introduire le doigt pendant les tractions. Nous essayâmes de placer une ligature sur la tumeur elle-même, un peu plus loin que le point d'insertion des pinces-érignes; mais cette ligature glissait et ne servait à rien. On proposa de passer une forte ligature à travers la masse, à l'aide d'une aiguille courbe, dans l'intention de rendre les tractions plus efficaces, et de suppléer aux pinces dont les mors labouraient et peignaient pour ainsi dire la surface de cette production morbide. Mais on se décida à continuer de se servir des pinces, en ayant soin de les replacer de plus en plus haut, toutes les fois qu'elles se détachaient, et à mesure que la tumeur s'engageait davantage dans l'anneau vulvaire.

Cependant ces manœuvres ne restaient pas inefficaces, puisque la main, appuyée sur la région hypogastrique, faisait constater bien évidemment que la saillie formée par l'utérus développé était notablement abaissée, et puisque la tumeur apparaissait de plus en plus entre les lèvres de la vulve. Dans ce moment la malade poussa avec force, comme dans les derniers instans de l'accouchement naturel, des efforts qu'on tâcha de réprimer, dans la crainte d'un renversement trop brusque de l'utérus. Bientôt en effet la tumeur sortit plus complètement, mais toujours retenue par de fortes adhérences, que l'on continuait de détruire avec les doigts. Le fond de l'utérus s'affaissait, se déprimait, suivait la tumeur elle-même, de manière à produire le renversement de l'organe, comme un doigt de gant que l'on retournerait. La tumeur était déjà hors du bassin, hors de l'anneau vulvaire élargi, et par conséquent hors du cercle formé par le col, qu'elle tenait encore par un large pédicule. Ce fut alors que M. Amussat redoubla de précaution, persuadé qu'il était que le fond de l'utérus étant très aminci, le péritoine n'était pas loin, et que le moindre effort pouvait en déterminer la perforation. Ce ne fut donc qu'en se servant des ongles et de la pointe des ciseaux mousses qu'il parvint à séparer la tumeur du fond de l'utérus renversé. Vers ce dernier point d'attache la tumeur présentait deux inégalités mamelonnées, espèce de têtes de clou enchatonnées à part dans l'épaisseur du tissu musculaire de l'utérus. La tumeur tomba sur le plancher et rebondit en produisant un bruit semblable à celui occasionné par la chute d'une vessie remplie d'une substance molle. Aussitôt l'utérus remonta dans le bassin, le col se resserra sur le fond renversé, qui fut repoussé et relevé avec les doigts, pour s'opposer à l'étranglement. Il restait deux sinus ou excavations dont le fond presque pellucide n'était formé que par une très légère couche de fibres musculaires, et peut-être seulement par le péritoine. Quelques débris membraneux, portions de la membrane d'enveloppe, évidemment musculeux, sortaient par l'orifice du vagin; on coupa avec des ciseaux tout ce qui dépassait cet anneau, et le reste fut abandonné à l'action destructive de la suppuration. La vulve fut lavée avec de l'eau fraîche, et la malade fut portée dans son lit.

Cette opération si laborieuse avait duré deux heures un quart. Supportée avec courage par la malade, elle fut exécutée heureusement par M. Amussat. Il est juste de dire aussi que jamais peut-être plus d'ensemble, plus de convenance réciproque, plus d'harmonie consciencieuse n'avaient présidé à un acte aussi important de chirurgie transcendante.

La malade était plus fatiguée que faible, n'ayant pas perdu beaucoup de sang pendant l'opération. et tout écoulement ayant cessé aussitôt après l'extirpation de la tumeur. On lui fit prendre un peu d'eau sucrée froide, légèrement aromatisée avec de l'eau de fleurs d'oranger. Le pouls était assez petit, elle avait froid; mais peu à peu la chaleur se rétablit, il survint une sueur assez abondante. On prescrivit une potion légèrement opiacée.

Examen de la tumeur. — Elle avait le volume d'un petit œuf d'autruche, dont elle présentait la forme et la couleur. Son poids était de 338 grammes (environ 11 onces.)

Son grand diamètre était de 12 centimètres (environ 4 pouces 5 lignes).

Son petit diamètre avait 7 centimètres (2 pouces 7 lignes).

Sa grande circonférence était de 30 centimètres.

Et sa petite circonférence de 22 centimètres.

Sa surface, d'apparence albuginée, généralement régulière, offrait cependant quelques inégalités; elle était tracée de quelques sillons, formant des commencemens de lobules; mais à sa partie supérieure et à droite on remarquait deux saillies mamelonnées d'inégale grosseur : la plus grosse ayant le volume d'une forte aveline.

Sa consistance était molle et donnait l'idée d'une mamelle de vache remplie de lait.

Après une incision pratiquée profondément dans les trois quarts de sa longueur, on trouva que toute l'épaisseur de la tumeur était homogène, d'un blanc mat, nacré, brillant, offrant des lignes courbes entrelacées, concentriques, plus blanches, fibreuses. En raclant la surface intérieure des deux moitiés de cette tumeur, on n'obtint qu'une très petite quantité de sérosité blanche, trouble; sa substance ne criait pas sous le tranchant de l'instrument; on n'apercevait entre ses fibres aucune trace de vaisseaux.

La surface extérieure plus jaune que la substance centrale était toutefois de même nature et se confondait avec elle; en un mot cette tumeur n'avait pas d'enveloppe distincte; ce n'était point un kyste, mais bien une tumeur fibreuse molle développée dans l'épaisseur des parois de la matrice, où elle se trouvait comme enkystée.

On remarquait encore à sa surface quelques débris rougeâtres, formés évidemment de fibres musculeuses, fragmens de son enveloppe formée par la partie la plus antérieure des parois de l'utérus, et par la membrane qui tapisse la cavité de cet organe.

Analyse succincte des suites de l'opération. — Une fois remise de l'ébranlement nerveux général occasionné par une opération de cette importance, la malade n'éprouva aucun accident pendant les quatre premiers jours. Alors se montrèrent des symptômes de réaction inflammatoire dont nous cherchâmes à diminuer l'intensité et à éloigner les conséquences par une saignée du bras qui fut pratiquée le troisième jour, sans être arrêtés par l'état de faiblesse dans lequel la malade se trouvait avant l'opération. Ce moyen eut tout le succès qu'on pouvait en attendre, puisque l'inflammation de l'utérus resta dans de certaines limites et ne s'étendit pas au péritoine.

Vers le cinquième jour, l'écoulement commença à prendre une teinte noirâtre et à devenir fétide. C'est alors qu'on remplaça les injections émollientes par celles faites avec une décoction d'écorces de chêne, d'abord coupée avec de l'eau d'orge et de guimauve.

L'examen auquel nous procédâmes ce jour-là nous mit à même de constater ce qui suit : l'utérus, un peu incliné à gauche, s'élevait encore à environ quatre travers de doigt au-dessus du pubis ; il était peu douloureux au toucher vaginal et hypogastrique ; ses parois avaient plus d'épaisseur, principalement en arrière, où la tumeur s'était développée ; le col était plus épais, moins dilaté, mais recevant encore aisément le doigt qui rencontrait des inégalités et deux commencemens de cavités : l'une bornée par la paroi antérieure de l'utérus, qui était libre d'adhérences avec la tumeur avant l'opération ; l'autre plus bas et en arrière, formant comme une espèce de chaton, et dans laquelle la tumeur était logée. L'intérieur du col offrait aussi des inégalités occasionnées par les incisions pratiquées pendant l'opération. Le doigt fut retiré enduit d'une matière fétide, d'un rouge noirâtre, mêlée à des grumeaux de sang caillé.

A cette époque le membre inférieur gauche se tuméfia, et cet engorgement douloureux augmenta les jours suivans. C'était une espèce de *phlegmasia albà dolens*, ou plutôt de phlébite, occasionnée par la propagation de l'inflammation de l'utérus et de ses annexes, ou par un commencement de résorption purulente, et peut-être aussi par la compression du plexus sciatique et des vaisseaux cruraux à leur origine.

La région hypogastrique devint plus sensible à la pression; il survint de la fièvre qui eut plusieurs paroxysmes ayant de l'analogie avec les accès d'une fièvre intermittente.

Tout le membre inférieur gauche fut enveloppé de flanelles recouvertes de taffetas gommé. La malade fut tenue à la diète absolue et aux boissons délayantes acidulées.

Le sixième jour, on continua les injections, mais avec l'attention de les diriger jusque dans la cavité de l'utérus, à l'aide d'une canule de gomme élastique terminée en olive, et dirigée avec précaution au moyen du doigt.

Le septième jour, l'engorgement du membre inférieur gauche était notablement augmenté, et plus douloureux principalement sur le trajet des vaisseaux cruraux. On sentait distinctement sous la peau des espèces de nœuds ou de cordons formés par la veine saphène tuméfiée. Les rameaux veineux superficiels sous-cutanés étaient aussi très notablement dilatés, mais sous forme de cordons saillans. Toutefois l'hypogastre continuait d'être déprimé et n'était pas plus douloureux à la pression.

La malade continuait d'avoir de la fièvre; sa bouche était sèche; elle se plaignait d'envies de vomir.

Le gonflement de la cuisse gauche différait de l'œdème en ce qu'il était accompagné de chaleur à la peau et qu'il ne gardait pas l'impression du doigt.

Le huitième jour, le pouls était plus faible, tout en conservant de la fréquence.

Un lavement huileux avec jaune d'œuf fit rendre une assez grande quantité de matières solides.

On ajouta un peu de quinquina rouge aux injections. On appliqua une bande de flanelle roulée sur toute la longueur du membre inférieur gauche, en commençant par le pied, et plaçant une compresse longuette assez épaisse à la partie interne de la cuisse sur le trajet des vaisseaux.

Le neuvième jour : Affaissement général, pouls faible et fréquent (130 à 140), tendance à la fuligination de la langue et des lèvres; visage plus jaune, livide, traits affaissés; frisson général, engourdissement des mains qui étaient d'un blanc de cire, comme dans le premier stade d'un accès de fièvre intermittente; région hypogastrique un peu plus soulevée, sans toutefois être plus douloureuse à la pression.

Prescription : Cataplasmes sinapisés sur le membre inférieur droit et sur les avant-bras; on couvrit davantage la malade, on lui donna d'heure en heure une cuillerée de potion avec laudanum, de l'eau rougie avec du vin de Bordeaux, du bouillon. Toutes les deux heures on fit une friction sur la cuisse gauche avec 15 grammes d'onguent mercuriel. Le pouls se releva, la chaleur revint, et vers le soir le redoublement fébrile était très prononcé (cataplasmes laudanisés sur l'hypogastre) : en résumé la malade était dans un état fort inquiétant, sous l'influence de la phlébite du membre inférieur gauche et de l'inflammation de l'intérieur de la matrice. On administra le soir un quart de lavement d'eau de gomme avec addition de 3 décigrammes de sulfate de quinine et de quelques gouttes de laudanum.

Le lendemain, dixième jour, la malade était mieux. Consultation avec MM. Récamier et Ribes, qui adressèrent à M. Amussat les complimens les plus honorables sur la manière dont il avait procédé dans ce cas si remarquable, et encore unique dans la pratique. Dans cette réunion on constata que le corps et le col de l'utérus étaient dans l'état le plus satisfaisant, et que la position actuelle de la malade n'offrait rien de positivement alarmant, malgré l'inflammation veineuse; on convint d'insister sur les mêmes moyens de traitement.

Le onzième jour, la persistance des nausées et la sensation d'oppression dont se plaignait la malade nous décidèrent à faire appliquer un vésicatoire à l'épigastre, avec la pommade ammoniacale.

Le douzième jour, on changea la malade de lit pour la première fois depuis l'opération.

Le quatorzième jour : Malaises, envie de vomir; la langue tendait de nouveau à se sécher, le visage était grippé; la malade était plus mal que les deux jours précédens; on revint aux cataplasmes sinapisés. M. Amussat craignait les effets de la résorption purulente; le soir bain entier tiède après lequel il y eut du mieux.

Le quinzième jour : Dévoiement, respiration haute, pouls fréquent (110 à 120); eau de riz gommée; on convint d'entretenir le vésicatoire de l'épigastre.

Les trois jours suivans, à peu près même état; malgré le paroxysme du soir, on continua une légère alimentation (bouillon, crême de riz; quart de lavement avec laudanum le soir).

Le dix-neuvième jour : Diminution de l'engorgement du membre inférieur gauche, haleine fétide, un peu de dévoiement.

Le vingtième jour : Gonflement douloureux du membre inférieur droit ; cependant par le toucher on s'assura que le col de l'utérus était revenu sur lui-même, que le corps de la matrice conservait toujours un certain volume ; l'écoulement était peu abondant, mais fétide, purulent ; la malade avait moins de fièvre depuis deux jours, mais elle était plus faible.

Le soir : Augmentation considérable du volume de la cuisse droite, douleur à sa partie interne vers le pli de l'aine et dans la région iliaque ; la phlébite nous parut plus intense de ce côté qu'elle n'avait été à gauche ; continuation du dévoiement : mêmes moyens de traitement que ceux qui avaient été dirigés contre l'engorgement de la cuisse gauche.

Le vingt-unième jour : Accès de fièvre débutant par du frisson, suivi de chaleur et de sueur, semblable à celui qui eut lieu quelques jours après l'opération ; le moindre mouvement de la cuisse droite était très douloureux. M. Amussat reconnut qu'il existait un engorgement notable dans le petit bassin, vers le ligament large droit. On continua les frictions mercurielles. Dans la journée la malade se plaignit de beaucoup de douleur dans tout le membre inférieur droit, autour du bassin et dans la région lombaire. Le dévoiement avait cessé.

Le vingt-troisième jour, le membre inférieur gauche s'engorgea de nouveau, la jambe et le pied étaient œdémateux ; dégoût pour toute espèce d'alimens ; affaissement général. Tout faisait supposer un grand embarras dans la circulation, dans toute l'étendue du petit bassin ; cependant la malade était mieux vers le soir.

Les jours suivans, augmentation de l'infiltration des membres inférieurs, de la région du dos et des parois abdominales. Frictions sur les membres inférieurs avec la teinture de scille; on discontinua les frictions mercurielles ; retour du dévoiement, persistance des redoublemens fébriles, principalement le soir. Diminution de la douleur des membres inférieurs.

Le vingt-huitième jour, on trouva l'utérus moins volumineux, aplati ; la phlegmasie des vaisseaux profonds parut diminuée, mais la malade se plaignait beaucoup de sa bouche ; on remarqua sur la partie interne des joues et des lèvres quelques légères ulcérations ; salivation occasionnée par les frictions mercurielles à haute dose. (250 grammes, environ 8 onces d'onguent avaient été employées.) Collutoires calmans ; le dévoiement continuait, nuit agitée.

Les jours suivans, la bouche s'enflamma de plus en plus, devint très douloureuse avec augmentation de la salivation. Cependant on remarqua une diminution dans le volume des membres inférieurs, le dévoiement cessa ; la région hypogastrique était dans un état satisfaisant.

Le trente-neuvième jour, on leva la malade pour la première fois ; elle put rester quelques heures dans un fauteuil. Cet état de la bouche et des membres inférieurs fut à peu près le même pendant plusieurs jours. Cependant on augmenta graduellement l'alimentation basée sur le bouillon, le lait, les potages, les œufs frais. La malade put faire quelques pas dans sa chambre ; elle eut un peu plus de sommeil pendant la nuit ; sa convalescence, quoique très lente à s'établir, ne parut plus douteuse et tout portait à faire espérer que cette femme ne tarderait pas à être entièrement rétablie de la grave maladie qui avait nécessité cette opération laborieuse, et des accidens qui en avaient été la suite.

Aujourd'hui 29 novembre 1842, trente mois après l'opération, madame L... est dans l'état de santé le plus satisfaisant ; elle a repris l'embonpoint qu'elle avait il y a quelques années, avant la longue maladie dont l'a délivrée l'opération qu'elle a subie. Ses règles n'ont pas paru depuis environ quatre mois, mais elle est dans sa quarante-neuvième année ; elle ne ressent aucune douleur dans la région hypogastrique, ni dans le bassin ; elle n'a aucun écoulement par le vagin, toutes ses fonctions se font bien ; elle peut marcher assez longtemps sans éprouver de fatigue.

Le col de l'utérus, peu volumineux, est assez élevé, mais notablement incliné en arrière ; il est un peu saillant dans le vagin ; ses lèvres sont minces, et le sillon qui les sépare forme une fente transversale d'environ six lignes d'étendue et à bords un peu inégaux.

L'utérus, moins mobile qu'à l'état normal, est plus volumineux qu'on ne le trouve généralement à cet âge ; il paraît plus aplati d'avant en arrière ; ce qu'on apprécie aisément en combinant le toucher par le vagin et par le rectum avec le toucher hypogastrique.

DEUXIÈME OBSERVATION. – *Extirpation d'une tumeur fibreuse du volume d'un œuf d'autruche et du poids de 440 grammes, développée dans la paroi antérieure de l'utérus, chez une femme âgée de cinquante ans, épuisée par des hémorrhagies utérines abondantes. Guérison depuis plus d'un an.*

L'observation de ce fait a été publiée par M. le docteur Filhos, dans la *Revue Médicale* du mois de décembre 1841.

Madame G..., âgée de cinquante ans, d'un tempérament nervoso-sanguin, a joui, toute sa vie, d'une santé assez bonne. Sans état et sans fortune, elle a toujours vécu comme elle a pu du travail de ses mains. Réglée à quatorze ans, elle s'est mariée à vingt et un. Elle a eu quatre enfans et deux fausses couches. Ses grossesses et ses accouchemens ont été heureux.

La première fausse couche date de dix ans. Pendant que la malade était occupée à travailler dans un jardin, elle éprouva dans le bas-ventre de violentes douleurs. Voulant satisfaire au besoin d'aller à la selle, elle rendit par le vagin une vésicule à moitié pleine, du volume d'un œuf. Elle l'ouvrit pour en voir le contenu, elle n'y trouva que de l'eau. La sortie de cette vésicule fut suivie d'une petite perte de sang. Dès le surlendemain, madame G... reprenait ses occupations.

Le seconde fausse couche eut lieu un an et demi ou deux ans après la première. Elle se fit au sixième mois de la grossesse. La cause qui la produisit n'est pas connue. La malade fut promptement rétablie.

Ces deux fausses couches ne laissèrent pas de trouble, après elles, dans les fonctions de l'utérus. Aucune douleur ne se manifesta dans cet organe, pas même du malaise; les règles parurent comme de coutume, et conservèrent, depuis, la plus parfaite régularité. La malade qui, toute sa vie, avait eu des flueurs blanches, n'en fut pas plus incommodée que d'habitude; enfin, rien n'annonça la moindre lésion du côté de la matrice, et pendant cinq ans madame G... jouit encore d'une très bonne santé.

En 1838, après quelques efforts pour aller à la selle, elle se sentit mouillée par du sang. Étonnée de cette apparition inaccoutumée de ses règles, elle en conçut d'abord quelque inquiétude; mais la cessation prompte de cet écoulement sanguin la rassura sur sa position.

Telle fut cependant l'origine des métrorrhagies qu'elle éprouva depuis. Très faibles dans le principe, elles ne consistaient qu'en une plus grande abondance du sang menstruel.

Mais peu à peu les règles prirent le caractère de véritables pertes. Ce n'est cependant qu'à des intervalles plus ou moins éloignés qu'elles constituaient des hémorrhagies inquiétantes, soit par leur durée, soit par leur abondance.

Les symptômes qui annonçaient ordinairement l'arrivée d'une hémorrhagie étaient un gonflement et des malaises dans le ventre, la coloration des pommettes, des chaleurs dans la figure, du gonflement et quelques douleurs dans les seins. Plus ces symptômes étaient prononcés, plus ordinairement la perte était grande. La métrorrhagie débutait le plus souvent avec violence, et elle durait alors deux, trois ou quatre jours, pour cesser ensuite graduellement. Lorsqu'elle était peu abondante, elle se prolongeait un, deux et même trois mois.

Après les grandes pertes de sang, la malade cessait de voir ses règles pendant un ou plusieurs mois; il y avait huit mois de suspension, lorsque la dernière hémorrhagie se manifesta.

Malgré l'absence de douleurs du côté de la matrice, madame G... éprouva, de bonne heure, des inquiétudes sur l'état de sa santé. Elle consulta, à différentes fois, plusieurs médecins qui, tous, lui répondirent qu'elle était arrivée à son temps critique, et que les pertes qu'elle éprouvait annonçaient la cessation définitive de l'époque menstruelle. Aucun ne songea ni à la toucher, ni à l'examiner avec le spéculum, pas même dans les momens d'hémorrhagies très graves; ils se contentaient de prescrire quelques pilules et quelques boissons astringentes.

Cependant les hémorrhagies se reproduisaient toujours. Désolée de trouver ainsi infructueux les secours de la médecine, madame G... se confia aux soins du charlatanisme. Elle consulta une somnambule.

Trois ans s'étaient écoulés depuis l'apparition des hémorrhagies, et l'état général de la santé de madame G... s'aggravait de plus en plus. D'abord simplement tourmentée par la faiblesse résultant d'une perte trop abondante de sang, elle éprouva plus tard une altération profonde de tout l'organisme qui se traduisit à l'extérieur par cet ensemble de symptômes que nous allons reproduire. Teint jaune-pâle de la figure; yeux ternes, abattus, cernés; coloration terreuse de la peau; maigreur très prononcée; chairs flasques; pouls faible; forces éteintes. Les dernières hémorrhagies, quoique moins abondantes que les premières, ont produit une plus grande faiblesse. Depuis longtemps il s'est manifesté des douleurs et un sentiment très pénible d'étouffement dans la région épigastrique. Les digestions sont lentes; les papilles de la langue sont très développées; la constipation est très opiniâtre; les selles sont difficiles et souvent rendues avec de vives douleurs. Les besoins d'uriner sont très fréquens; les nuits sont agitées. La malade est devenue très irritable.

D'après l'ancienneté de la maladie de madame G... et l'exposé sommaire des symptômes qui précèdent, on doit s'attendre à trouver dans la matrice quelque désordre grave. Nous verrons bientôt ce que le toucher et la vue nous firent découvrir. Quant à la douleur, elle avait été nulle jusqu'à ce jour. La malade se plaignait seulement de malaises éprouvés dans le bassin et dans les reins, ainsi que d'une pesanteur sur le siége. Les flueurs blanches n'avaient jamais été plus abondantes que de coutume; elles ont toujours conservé le même caractère.

M. le docteur Schuster, consulté par la malade dans les premiers jours de septembre, reconnut l'existence d'un développement anormal du corps et du col de la matrice. Cependant ce médecin distingué désira prendre l'avis de M. le docteur Lucien Boyer. Un rendez-vous eut lieu, à cet effet, le 23 du même mois. M. L. Boyer prit connaissance des antécédens; il pratiqua ensuite le toucher, et il trouva une telle analogie entre l'état de la malade et celui de madame L... dont l'observation a été publiée par M. le docteur Troussel dans la *Revue Médicale* du mois d'août 1840, qu'il conclut à l'existence d'une tumeur fibreuse enkystée comme chez cette première malade. M. Amussat et plus tard M. Récamier, appelés à leur tour, dans ce cas difficile, à éclairer la situation de la malade, confirmèrent l'opinion de MM. Boyer et Schuster.

Il y eut donc unanimité de sentimens sur le siége et la nature de la maladie de madame G... Ces deux points bien établis, il fallut poser les bases du traitement. Pour le faire avec fruit, rien ne fut négligé : antécédens de la maladie, appréciation du volume de la tumeur, son issue probable, retour et abondance des hémorrhagies, âge de la malade, altération progressive de la santé, tout fut exactement recherché, pesé et justement apprécié.

Il résulta clairement de cet examen attentif et consciencieux que l'on ne devait rien attendre des seuls efforts de la nature, et que la chirurgie seule pouvait débarrasser l'utérus du corps qu'il renfermait.

La nécessité d'une opération bien établie, et la famille y consentant, on se rendit aux vœux ardens de la malade. Après un repos de cinq à six jours, deux onces d'huile de ricin furent prescrites, et le lendemain 29 septembre à onze heures du matin, madame G... fut opérée par M. Amussat, en présence de MM. les docteurs Troussel, Schuster, Thibault, L. Boyer, Corne, Le Vaillant et moi. M. Récamier, dont les précieux travaux sur les maladies de l'utérus ont rendu de si grands services à la chirurgie, s'empressa, malgré l'éloignement, de venir prêter à M. Amussat le concours de ses lumières pour assurer le succès de l'œuvre difficile qu'il allait entreprendre.

Je touchai alors la malade pour la première fois ; voici ce que j'observai : le doigt introduit dans le vagin, à la profondeur de deux pouces environ, rencontrait la matrice. Le col de cet organe était placé à peu près au centre du vagin et suivant l'axe du détroit inférieur; il était saillant, arrondi, ayant douze à quinze lignes de diamètre dans tous les sens. Il présentait une surface légèrement inégale et d'une consistance assez ferme. Au-devant de la lèvre postérieure distendue et amincie, était l'ouverture utérine marquée par un sillon transversal. Le doigt y fut introduit avec facilité, mais il ne put pénétrer au delà de douze à quinze lignes. Cette lèvre, restée libre, contournait en forme de croissant la lèvre antérieure fortement engorgée. Je cherchai avec soin quelque communication entre la cavité du col et celle de l'utérus; il me fut impossible d'en trouver; je rencontrai partout une exacte continuité de tissus entre l'extrémité supérieure de la lèvre postérieure et la partie correspondante de l'engorgement de la lèvre antérieure. La cavité de la matrice était donc complètement effacée.

Un gonflement considérable occupait la lèvre antérieure. Moins prononcé vers le museau de tanche, il augmentait graduellement en se rapprochant de l'extrémité utérine du col de la matrice qu'il oblitérait complètement, comme je viens de le dire. La surface de la lèvre antérieure était lisse et unie ; la consistance égale dans tous ses points présentait néanmoins dans son pourtour un tissu un peu plus serré.

L'emploi du spéculum servit peu à éclairer le diagnostic : le col de l'utérus parut engorgé; il était lisse et d'un rouge violacé, on pouvait le supposer atteint de squirrhe. Au devant de la lèvre postérieure, on voyait un sillon transversal ou l'ouverture vaginale du col de la matrice déjà reconnu avec le doigt.

L'examen du col de l'utérus achevé, j'étudiai le corps de cet organe par le vagin et par le rectum. Je reconnus qu'il était plus volumineux que dans l'état normal. Il s'étendait du milieu de l'excavation du petit bassin à trois ou quatre travers de doigt au-dessus de la symphise du pubis. Il était, de plus, mobile, arrondi, sans irrégularité ni bosselures, d'une consistance uniforme dans toute sa surface, sans douleur dans aucun point à la pression du doigt; il occupait presque entièrement l'excavation du petit bassin.

L'étude que je venais de faire de l'utérus et du col de cet organe, jointe à l'appréciation des symptômes que présentait madame G..., me conduisit à admettre avec MM. Amussat, L. Boyer, Récamier et Schuster, que la malade portait une tumeur fibreuse placée dans les parois mêmes de la matrice, et que cette tumeur, en se développant du fond de l'utérus vers son orifice, avait fini par en effacer entièrement la cavité et même par comprendre la lèvre antérieure du col de cet organe dans son mouvement de dédoublement des parois utérines. Quant aux dimensions de ce corps anormal, elles furent appréciées le plus exactement possible.

Les médecins, présens à l'opération, qui n'avaient pas encore vu la malade, furent engagés à l'examiner et à donner leur avis. Ils le firent avec le plus grand soin, et ils constatèrent en tous points les détails que je viens de faire connaître.

M. Amussat nous fit part ensuite du procédé qu'il allait mettre en usage. Comme dans une opération précédente déjà citée, il ne devait pas se servir d'instrumens tranchans; avec ses doigts, il allait séparer, énucléer la tumeur des fibres de la matrice, la saisir ensuite avec des pinces de Museux, et lui faire franchir le col de l'utérus, en remplissant toutefois les indications qui pourraient surgir pendant le cours de l'opération.

La malade fut placée sur une commode approchée d'une croisée et recouverte d'un matelas convenablement garni d'alèses et d'un oreiller. Deux aides étaient chargés des membres supérieurs, deux autres soutenaient, écartés, les membres inférieurs et maintenaient le siége sur le rebord de la commode, un cinquième était destiné à presser avec ses mains sur la région hypogastrique pour abaisser la matrice.

La malade ainsi contenue, l'intestin et la vessie étant vides, M. Amussat introduisit le doigt indicateur de la main droite dans le vagin et jusque dans la cavité du col de la matrice. Après avoir exactement reconnu les limites de la tumeur qu'il devait enlever, il chercha à pénétrer, en haut et en arrière, entre elle et le col de l'utérus, en déchirant les tissus qui les unissaient entre eux, ce qu'il parvint à faire avec assez de facilité. Il porta ensuite, avec précaution, son doigt à droite et à gauche, et dans ces deux mouvemens il sépara complètement le bord postérieur de l'extrémité utérine du col de la matrice de la portion de la tumeur à laquelle il était uni.

Ce premier résultat obtenu, M. Amussat s'empressa de le faire connaître; car il lui donnait la mesure des espérances qu'il pouvait avoir pour le succès de l'opération. M. Récamier et quelques autres médecins furent priés de le constater et de donner leur avis.

Cet examen achevé, M. Amussat continua son opération comme il l'avait commencée. Son doigt indicateur fut porté de nouveau sur la tumeur, et dans la solution de continuité qu'il venait de produire. Puis, à droite et à gauche, il chercha à détacher la lèvre antérieure de la petite portion du corps fibreux placée dans le dédoublement de ses parois. Les adhérences celluleuses et vasculaires cédèrent peu à peu. Enfin, après quelques efforts modérés et soutenus, le doigt parvint à isoler entièrement le col de l'utérus.

Un faisceau de fibres fournies par la poche qui contenait la tumeur, ayant offert trop de résistance pour être déchiré, fut saisi avec un doigt fléchi en forme de crochet, et incisé avec un bistouri boutonné. Il fut alors facile de reconnaître à sa consistance ainsi qu'à sa couleur nacrée que le corps anormal renfermé dans les parois de l'utérus était réellement de nature fibreuse.

L'énucléation de la petite portion de la tumeur placée sur l'orifice supérieur du col de la matrice et dans le dédoublement de sa paroi antérieure, en rendant parfaitement libre, dans toute sa circonférence, le col de l'utérus, facilita l'emploi des pinces de Museux.

Deux de ces pinces furent dès lors appliquées sur la portion apparente de la tumeur. Le doigt indicateur leur servit de guide pour ne pas blesser le vagin. Cette application fut, du reste, d'autant plus facile qu'en écartant avec soin les grandes lèvres, on apercevait un peu le col de l'utérus.

La tumeur ainsi saisie, un aide se chargea des pinces avec mission de leur faire exécuter tous les mouvemens ordonnés par l'opérateur.

M. Amussat replaça alors son doigt entre la tumeur et le col de l'utérus. Puis il le poussa, avec précaution, le plus avant possible, en pressant à droite et à gauche pour affaisser et déchirer le tissu cellulaire d'union de la tumeur à la matrice. Les adhérences celluleuses cédaient d'une manière sensible sous les efforts de son doigt, et la tumeur s'isolait ainsi de plus en plus. Sa face postérieure, ses côtés et sa face antérieure furent successivement parcourus avec le doigt; et dans cette marche de circonduction de l'indicateur, dans cette véritable énucléation de la tumeur, il ne se montra rien de particulier à noter. Partout la tumeur présenta la même consistance, la même uniformité dans sa surface; partout les adhérences celluleuses offrirent la même résistance. Pendant ce travail opératoire, l'aide chargé des pinces les tirait tantôt en avant pour abaisser la tumeur et permettre au doigt de s'approcher le plus possible de son sommet; tantôt en arrière, en haut, en bas, à droite, à gauche, pour faciliter dans tous les sens les diverses manœuvres nécessaires à l'opération.

La tumeur ainsi décollée des parois de la matrice dans presque toute son étendue, des tentatives d'extraction furent faites; et, pour les rendre plus efficaces et avoir un point d'appui plus fort sur la tumeur, une troisième pince de Museux fut appliquée à côté des deux premières.

Le corps étranger ainsi fortement accroché, les pinces réunies et saisies avec une main près des anneaux, et avec l'autre main le plus près possible de la matrice, M. Amussat exerça des tractions soutenues sur la tumeur. Mais bientôt les pinces cédèrent en déchirant le tissu auquel elles étaient attachées.

Deux causes s'étaient opposées au succès de cette première tentative : le volume considérable de la tumeur, et la résistance de l'ouverture utérine. Pour vaincre celle-ci, M. Amussat, après avoir de nouveau saisi la tumeur, et aidé du doigt indicateur de la main gauche, porta un bistouri boutonné sur le col de la matrice qu'il incisa en trois ou quatre endroits. Cela fait, il renouvela ses efforts de traction; mais, comme les premières fois, ils furent infructueux. Il revint donc à de nouvelles incisions sur le col de l'utérus, et il les fit toujours avec beaucoup de prudence pour ne pas blesser les artères utérines, le repli péritonéal et même la vessie.

Ce nouveau débridement fut encore sans résultat; la tumeur résista, et les pinces s'échappèrent encore en déchirant son tissu.

Toutefois, les manœuvres employées jusqu'ici, c'est-à-dire l'isolement de la tumeur, l'incision du col de l'utérus et sa dilatation par les tractions réitérées qui avaient été faites, n'avaient pas été sans avantage : l'ouverture utérine était bien plus largement dilatée, et la tumeur présentait à la vue une plus grande surface.

Rien n'annonçait cependant que l'on pût venir à bout d'extraire le corps étranger renfermé dans la cavité de la matrice. En vain a-t-on cherché à le saisir avec de fortes pinces de Museux, à branches séparées, et portées le plus avant possible. Dans tout autre cas, elles eussent peut-être suffi pour vaincre la résistance de l'ouverture utérine; ici, elles furent insuffisantes; et comme les autres pinces elles cédèrent en déchirant la tumeur.

Au milieu des difficultés qui se présentaient, que devait faire l'opérateur? Inciser encore le col de l'utérus? Mais il était à craindre de porter le bistouri trop loin. Inciser la tumeur et l'extraire par morceaux? Ce moyen, long et dangereux, fut proposé, lorsque M. Amussat se rappela le procédé qu'il avait déjà suivi dans un cas analogue. Ce procédé consistait à extraire la tumeur en n'agissant que sur un des points de sa circonférence, de manière à lui faire exécuter un mouvement de rotation de haut en bas et d'avant en arrière.

M. Amussat prit donc deux pinces de Museux qu'il fixa solidement à la tumeur le plus près possible de la lèvre antérieure. Cela fait, il tira en avant et en bas, tandis qu'un aide soutenait et relevait le plus possible le bord antérieur de l'utérus, et qu'un second aide déprimait cet organe au-dessus du pubis. La portion de la tumeur ainsi abaissée ne tarda pas à descendre un peu, et elle s'éloigna assez de la lèvre antérieure pour permettre l'application d'une troisième pince au-dessus des deux premières.

Cette troisième pince appliquée, des tractions furent de nouveau exécutées dans le même sens que les précédentes en avant et en bas, et elles eurent le même résultat; la tumeur descendit encore de sept à huit lignes. M. Amussat détacha alors, avec précaution, la pince inférieure ou la première placée, pour la fixer au-dessus des deux autres, en évitant toujours de piquer la lèvre antérieure. Il fit ensuite de nouvelles tractions sur la tumeur, qui céda encore assez pour donner une troisième fois la possibilité de la saisir entre la dernière pince appliquée et le col de l'utérus, sans le blesser. Cependant à mesure que la face antérieure de la tumeur était ainsi attirée en bas par un mouvement de rotation dans la direction de l'axe du petit bassin, la totalité de ce corps étranger s'engageait de plus en plus dans le col de la matrice.

Le résultat heureux que venait de donner le procédé mis en usage combla de joie l'opérateur, et tous les médecins présens virent avec plaisir que l'on arrivait au terme d'une opération hérissée de difficultés, et qui aurait pu, en se prolongeant encore, devenir si dangereuse pour la pauvre malade déjà bien épuisée.

M. Amussat continua donc à suivre, pour l'extraction de la tumeur, la marche déjà tracée; le col de la matrice s'élargit de nouveau, le corps étranger s'y engagea de plus en plus; bientôt il y présenta sa portion la plus volumineuse; alors une dernière et faible traction suffit pour lui faire franchir l'ouverture utérine (1). L'opération se trouva ainsi complètement terminée; car la tumeur isolée dans toute sa surface n'offrant plus d'adhérences avec le fond de la matrice, s'échappa aussitôt d'elle-même.

L'utérus fut immédiatement exploré : il n'était que faiblement renversé; ses parois parurent assez minces, elles n'étaient pas revenues sur elles-mêmes. Ce dernier examen achevé, la malade fut placée dans son lit.

L'opération que je viens de décrire a été longue et douloureuse. Quoiqu'elle ait duré cinquante minutes, le courage de la malade s'est cependant toujours assez bien soutenu. Malgré la longueur de l'opération, il ne s'est écoulé qu'une très petite quantité de sang.

Examen de la tumeur. Arrondie, du volume d'un œuf d'autruche, pesant 440 grammes (environ 14 onces), parfaitement régulière, nullement mamelonnée, de consistance fibreuse, un peu molle; très légèrement aplatie de haut en bas, plus volumineuse en arrière et sur les côtés qu'à la partie antérieure, de couleur blanc-nacré, parcourue sur toute sa surface par des sillons de 4 à 5 millimètres de largeur, parfaitement semblables à ceux qui, sur la table interne des os du crâne, logent les divisions de l'artère carotide interne.

Cette tumeur a dix centimètres trois millimètres (environ 3 pouces 8 lig.) dans le sens vertical, douze centimètres (4 pouces 4 lig.) en travers, et neuf centimètres quatre millimètres (3 pouces 4 lig.) d'avant en arrière.

Sa circonférence horizontale a trente-trois centimètres quatre millimètres d'étendue (environ 12 pouces), sa circonférence

(1) Ce qui doit être noté ici, c'est que la portion éraillée de la tumeur ramenée vers le fond de l'utérus par le mouvement de rotation qu'elle avait subi, fut celle qui sortit la dernière.

verticale trente-quatre centimètres cinq millimètres (12 pouces 4 lig.), et enfin sa circonférence antéro-postérieure vingt-sept centimètres (9 pouces 9 lig.).

La forme de la tumeur, son volume, sa couleur, les sillons qui parcourent sa surface, lui donnent quelque ressemblance avec un cerveau d'enfant enlevé de sa boîte osseuse.

La surface incisée ou déchirée de la tumeur présente un tissu homogène dur, résistant, d'un blanc mat, sans aucune trace de vaisseaux, et parfaitement semblable aux tissus fibreux de formation anormale.

Suites de l'opération.— M. Amussat venait d'achever une périlleuse et pénible opération; il avait surmonté de grandes difficultés : et cependant la tâche qu'il s'était imposée n'était encore qu'à moitié remplie. Pour le véritable chirurgien, le succès ambitionné consiste moins dans l'adresse chirurgicale que dans la guérison de son malade, qui doit venir couronner son œuvre. Aussi, dans la direction des suites de l'opération, l'attention la plus assidue fut-elle apportée tous les jours dans l'appréciation sévère des phénomènes morbides, afin d'atteindre cette *exactitude médicale*, qui, seule, devait nous permettre de résoudre avec fruit le problème thérapeutique.

Madame G.... eut une syncope très forte dès qu'on l'eut remise dans son lit. Cette syncope ne tarda pas cependant à se dissiper; mais la malade resta depuis midi jusqu'à onze heures du soir dans un état de compression nerveuse assez prononcée pour donner quelques inquiétudes : les forces étaient anéanties, le pouls éteint, les battemens du cœur presque nuls, la parole faible, la figure pâle, la peau froide; des vomissemens assez fréquens venaient aggraver la pénible position de la malade. Les maux de cœur et la tendance à la syncope étaient continuels.

Il ne s'écoulait par la vulve qu'un peu de sang très pâle.

Quelle avait pu être la cause de cette demi-syncope si longtemps prolongée, ou plutôt de cet anéantissement presque complet du principe vital? Pouvait-on en accuser la perte de sang? en vérité elle avait été trop peu considérable pour cela. Nous pensâmes, et, je crois, avec raison, qu'elle devait tenir à cet état d'ébranlement nerveux général que l'on voit survenir quelquefois pendant ou immédiatement après les grandes opérations.

Une potion tonique éthérée, de l'eau vineuse sucrée, une infusion de tilleul sucrée, quelques petits morceaux de glace pour arrêter les contractions de l'estomac, des sinapismes sans cesse promenés sur les membres, et la chaleur, furent d'abord prescrits; mais dès que le calme fut revenu, que la circulation se fut rétablie, que la réaction commença à se faire, les anti-phlogistiques seuls furent mis en usage : tisane d'orange édulcorée avec du sirop de gomme; cataplasme de farine de graine de lin sur le ventre; irrigations continues dans la matrice avec de l'eau à la température de la chambre. Diète.

Pour faire les irrigations on suspendit un seau rempli d'eau et garni d'un robinet, à une grosse cheville plantée dans le mur à deux ou trois pieds au-dessus du niveau du lit de la malade. Un long conduit semblable à ceux des clyso-pompes ayant à une de ses extrémités une canule en olive percée en arrosoir conduisait l'eau du robinet légèrement entr'ouvert dans la cavité du vagin.

La prescription qui venait d'être faite fut exactement continuée pendant trois jours, époque à laquelle il se manifesta de la fièvre, mais sans que la malade eût auparavant éprouvé de frissons : pouls à 115 pulsations, avec un peu de raideur; langue sèche, peau chaude, soif assez vive, pommettes sensiblement colorées; dernière nuit, agitée. Quelques légères douleurs s'étaient manifestées du côté de l'utérus; écoulement vaginal noirâtre et un peu fétide. Le doigt introduit dans le vagin pénétra facilement dans la cavité de la poche qui avait contenu la tumeur. Cet organe fut trouvé peu volumineux, et ses parois assez molles n'étaient encore que faiblement revenues sur elles-mêmes; le ventre restait souple, l'émission des urines facile. Des gaz étaient rendus sans douleur par la bouche et par l'anus. Suspension des irrigations continues, remplacées par des injections émollientes souvent renouvelées et portées jusque dans la cavité même de la matrice. Cataplasme de farine de graine de lin sur le ventre; demi-lavemens d'eau de guimauve. Diète.

Le lendemain 4 octobre, pas d'amélioration. Dans la journée, un peu de désordre dans les idées, auquel du reste la malade était sujette pour la moindre indisposition; pouls à 125 et 130 pulsations. Saignée de douze onces.

Le 5, nuit agitée. État fébrile moindre (116 pulsations). Trouble cérébral moins prononcé; besoin d'uriner très fréquent; écoulement fétide par le vagin; l'eau des injections est toujours trouble et chargée de grumeaux de sang coagulé; une selle, au moyen d'un suppositoire de beurre et de miel employé assez souvent par la malade. Le sang de la saignée contient une proportion assez grande de sérosité d'un jaune citrin; le caillot est légèrement couenneux. Même prescription, à part la saignée.

Le 7, un mieux sensible était survenu dans la soirée d'hier; mais dans la nuit il a disparu pour faire place à beaucoup d'agitation et à quelque désordre dans les idées. Ce matin le calme est revenu avec un peu de sommeil. Vers le milieu de la journée, l'amélioration se soutient. Le pouls est descendu à 105 pulsations. La langue est humide et la chaleur de la peau un peu moins prononcée ; la soif reste cependant tout aussi vive. La malade a éternué plusieurs fois sans éprouver la moindre douleur, ni dans l'utérus, ni dans aucune autre partie du ventre. Le besoin d'uriner est toujours fréquent, et l'émission des urines douloureuse. L'utérus est mobile ; la cavité, devenue beaucoup moins profonde, se nettoie de plus en plus des caillots sanguins qu'elle renferme ; le col est large et frangé. L'écoulement vaginal est toujours fétide ; selle liée provoquée au moyen d'un suppositoire. Tisane d'orge et de chiendent édulcorée ; injections utérines ; cataplasme sur le ventre ; lavement émollient ; diète.

Le 8, nuit très bonne ; la malade ne s'est réveillée deux ou trois fois, que pour boire ou pour uriner. Elle n'éprouve d'autres douleurs que celles que provoque la sortie fréquente de l'urine. Pouls à 100 pulsations. Selle liée, au moyen d'un suppositoire. Écoulement utérin moins fétide. Même prescription.

Le onzième jour de l'opération était arrivé, et les accidens nerveux ainsi que ceux que la réaction amène avaient été arrêtés ; nous touchions à la convalescence. Tout nous faisait donc espérer que nous allions obtenir une guérison rapide ; mais l'état de la malade, après s'être amélioré encore un peu les jours suivans, devint tout à coup stationnaire. Le pouls restait à 108 et 100 pulsations ; la peau était chaude et sèche, et les nuits plus ou moins agitées. Le ventre cependant conservait sa souplesse. La matrice était sans douleurs ; les parois de cet organe revenaient de plus en plus sur elles-mêmes. L'écoulement vaginal, après avoir perdu son odeur fétide, se tarissait insensiblement. L'excitation de la vessie urinaire s'était apaisée : l'appétit se faisait sentir.

Comme on le voit, rien n'annonçait quelque chose de sérieux chez la malade; aussi pensions-nous que la diète et les topiques émolliens suffiraient pour rétablir l'équilibre général. Il n'en fut pas ainsi cependant : l'état fébrile persista, et les forces de la malade s'affaiblirent tous les jours davantage.

Quelque persuadé que nous fussions que l'accélération du pouls ne tenait pas ici à un état purement nerveux, comme nous avons eu plus d'une fois occasion de le voir dans certaines maladies graves, mais bien à une réaction phlegmasique, nous crûmes néanmoins devoir nous départir d'une diète rigoureuse et donner un peu de nourriture à la malade. Du bouillon de poulet, puis du bouillon ordinaire, de petits potages, un peu de poulet ou de poisson léger, quelques pommes cuites et autres alimens de facile digestion furent successivement et tour à tour prescrits.

Comme nous l'avions prévu, ce changement de régime n'apporta aucune amélioration dans la position de la malade; il donna lieu, au contraire, à une sensible augmentation du mouvement fébrile.

Nous cherchions cependant quelle pouvait être la cause de la persistance de ce trouble inflammatoire. Elle n'était pas dans la poitrine qui avait été soigneusement explorée. L'estomac et les intestins grêles étaient sains. Un peu de diarrhée, survenue depuis trois ou quatre jours seulement, indiquait un point d'irritation dans le gros intestin. La rate fut trouvée très dure, sans douleur à la pression et beaucoup plus volumineuse que dans l'état normal; l'utérus était petit et presque entièrement revenu sur lui-même; son col était frangé. L'écoulement vaginal était très faible, légèrement purulent et sans odeur. La malade ne se plaignait que d'une absence complète de forces ; elle n'éprouvait nulle part de douleur, et une forte pression avec les doigts n'en développait ni dans la matrice, ni dans les tissus environnans. Les mouvemens des membres inférieurs étaient libres et faciles.

Où était donc ce foyer d'inflammation qui échappait si obstinément à nos recherches ? Était-il dans la rate ? Cela n'était pas possible ; elle était trop dure et son engorgement trop ancien pour pouvoir le produire. Tenait-il à l'état du gros intestin et de la matrice ? Sans nier la participation de l'état de ces deux organes au mouvement fébrile général que l'on observait, nous pensâmes que la principale cause pourrait bien tenir encore à quelque point de phlegmasie placé profondément dans le voisinage de l'utérus. Cette opinion fut aussi celle de notre ami et excellent confrère le docteur Troussel.

Nous continuons cependant avec persévérance l'emploi des émolliens en cataplasmes, lavemens et injections. Du bouillon léger était simplement prescrit, et la malade gardait toujours le lit. Un vésicatoire volant fut placé sur la région splénique.

Le 26 octobre, vingt-huitième jour de l'opération, après une nuit très agitée, madame G... éprouva, vers les neuf heures du matin, des frissons généraux et des douleurs violentes tout le long du côté interne de la cuisse et de la jambe gauche. Nous vîmes la malade à deux heures, et nous reconnûmes facilement le développement d'une *phlegmasia alba dolens*. Tout le membre inférieur gauche était gonflé et tendu ; il ne présentait aucune traînée rouge lymphatique ; mais les veines sous-cutanées de la cuisse étaient saillantes et un peu tendues. On n'observait pas de nœuds ou petits renflemens dans le trajet de la veine saphène.

Les douleurs éprouvées dans la cuisse et la jambe enflammées étaient telles qu'elles faisaient pousser des cris à la maladé. Le toucher et le moindre mouvement les augmentaient beaucoup. Le membre ne conservait pas l'impression du doigt. Le pouls était à 120 pulsations; il était petit et assez faible. Les frissons étaient continuels. La pommette droite était colorée. La peau était chaude, la langue sèche, la soif vive, l'appétit nul. Pas de toux; l'auscultation ne fit découvrir aucune lésion dans la poitrine. Le ventre était parfaitement souple et affaissé; une forte pression dans tous les sens n'y developpait aucune souffrance. La rate présentait toujours le même engorgement. Le doigt pénétrait facilement dans la cavité anormale de l'utérus. Cet organe paraissait petit, comme atrophié, réduit à une espèce de coque racornie; son col était entr'ouvert; les deux lèvres, sensiblement appréciables, étaient frangées. Tous les tissus environnant l'utérus, examinés avec soin, soit par le vagin, soit par le rectum, n'offrirent aucun point douloureux, aucune trace d'engorgement; le gonflement phlébique paraissait naître immédiatement au-dessus du ligament de Fallope. La malade rendait cinq à six selles par jour. Le traitement suivant fut prescrit par MM. Récamier, Amussat t moi : dix sa ngsues à la partie supérieure et interne de la cuisse; frictions sur tout le membre avec deux paquets de dix grammes chacun d'onguent mercuriel; cataplasmes de farine de graine de lin et d'eau de pavot; cinq pilules à prendre dans la nuit, composées chacune d'un centigramme d'extrait gommeux d'opium et deux centigrammes de camphre; tisane de violette ou de chiendent édulcorée. Diète; injection dans la matrice.

Le 27, une nouvelle consultation eut lieu entre MM. Amussat, Troussel, L. Boyer et moi.

Voici quel était l'état de la malade : nuit passable; de temps en temps un peu de sommeil; pas d'anxiété ni d'agitation; pouls à 110 pulsations. Langue humide; peau moite, soif; quatre selles liquides; urines faciles et claires. Le membre enflammé est moins tendu; il est aussi moins douloureux; mais le moindre mouvement y détermine toujours des douleurs atroces. Veines de la cuisse à peine apparentes. Pas de frissons. Tisane de chiendent ou de queues de cerises édulcorées; bain, cataplasmes, injections.

Le 28, le bain pris la veille n'a pu être supporté qu'une demi-heure. Toute la nuit, grande agitation. Ce matin, soif vive, peau chaude, sèche; pommette droite colorée; pouls à 120 pulsations. Gonflement et douleur du membre malade, comme la veille; le gonflement gagne un peu le bassin. Ventre toujours souple; quatre selles liquides; urines faciles. La malade perd courage. Même tisane, cataplasmes; frictions deux fois par jour avec huit grammes d'onguent mercuriel; trois pilules d'opium et de camphre; injections dans la matrice.

Le 29, nuit tranquille, quoique sans sommeil; un peu de transpiration; une selle liquide. Ce matin, pouls à 110 pulsations; langue humide; peau moite; soif vive, appétit nul. Le membre malade va mieux; le genou est un peu désenflé, ainsi qu'une partie de la jambe et de la cuisse. Même prescription.

Les jours suivans madame G. éprouva un mieux progressif. Dès le 30, les frictions mercurielles furent suspendues, et les cataplasmes émolliens ne furent plus employés que sur les parties du membre malade encore un peu gonflées; le reste fut recouvert de flanelle. De simples pilules opiacées, à la dose d'un quart de grain, furent régulièrement prescrites tous les soirs. Cette petite dose d'opium était absolument nécessaire à la malade pour obtenir du calme et du sommeil pendant la nuit. Le 2 novembre, un bandage roulé fut appliqué sur le pied et la moitié inférieure de la jambe devenus un peu œdémateux. Des cataplasmes émolliens furent encore continués le long des vaisseaux cruraux qui présentaient toujours un paquet longitudinal d'engorgement dans les deux tiers supérieurs de la cuisse. Le pouls était tombé à 91 pulsations. On prescrivit du bouillon coupé. Le 3, il se manifesta un peu d'irritation mercurielle à la bouche, qui céda facilement en quatre ou cinq jours à l'usage de gargarismes miellés.

L'appétit continuait à se faire sentir de plus en plus. Le membre malade n'était plus le siége d'aucune douleur ; et les selles étaient redevenues naturelles. Le 8, le bandage roulé placé autour du pied et de la jambe fut enlevé. Un peu d'engorgement persistant encore dans le trajet des vaisseaux cruraux, donna l'explication du retour d'un peu d'œdème dans ces parties.

Les jours suivans, madame G..... commença à se lever ; elle prit graduellement des alimens de plus en plus substantiels.

Aujourd'hui, 25 novembre 1841, elle peut être considérée comme entièrement guérie.

Depuis cette époque, la santé et les forces sont graduellement revenues. Aujourd'hui 24 novembre 1842, cette femme se porte aussi bien qu'avant l'apparition des accidens qui ont nécessité l'opération.

Les règles n'ont pas reparu ; le col de l'utérus est petit, inégal, assez saillant dans le vagin ; l'utérus est petit et mobile.

RÉFLEXIONS SUR LES DEUX OBSERVATIONS QUI PRÉCÈDENT.

Il n'est pas inutile, je crois, de faire ressortir les points les plus importans de ces deux observations, qui ont entre elles la plus grande analogie, et qui doivent être méditées avec soin, parce qu'elles pourront servir de guide dans des cas analogues.

D'abord, les antécédens de mes deux opérées sont à peu près les mêmes; ainsi ce sont deux femmes de petite taille, à peu près de même âge, ayant eu, la première, trois enfans et trois fausses couches, la deuxième, quatre enfans et deux fausses couches; chez les deux, cet accident est arrivé, pour la dernière fois, il y a dix ans.

Enfin, ces deux femmes, qui ont attribué les métrorrhagies à l'époque critique, étaient malades, l'une depuis 1837, l'autre depuis 1838; la première a été opérée en 1840, la seconde, en 1841.

Comme on le voit, ces analogies sont assez remarquables pour devoir être notées.

Le diagnostic a été facile à établir dans les deux cas. On a reconnu deux tumeurs fibreuses développées dans les parois de l'utérus; la première avait dédoublé toute la paroi postérieure, y compris la lèvre correspondante du col utérin, et l'autre avait produit le même effet sur la paroi opposée, c'est-à-dire le dédoublement jusqu'à la lèvre antérieure du museau de tanche.

Le globe utérin était uniformément développé et presque de même volume sur les deux femmes.

Probablement ces deux tumeurs ont mis à peu près le même espace de temps à se développer.

Le diagnostic étant le même, le pronostic devait l'être aussi. Rappelons ici qu'il s'agissait de deux femmes épuisées par des pertes abondantes et réitérées. En les abandonnant à elles-mêmes, elles auraient promptement succombé. En tentant une opération hardie, on pouvait les sauver; d'ailleurs l'opération était complètement indiquée.

Ajoutons que les consultans ont été unanimes ; il n'y a point eu la moindre dissidence sur le parti à prendre. Tous ont été d'avis qu'il y avait nécessité et urgence même de recourir à des moyens chirurgicaux.

Les deux opérations ont été pratiquées de la même manière. La deuxième a été achevée plus promptement par le secours du mouvement de rotation ; elle aurait été terminée beaucoup plus tôt encore, si on eût eu recours plus vite à ce moyen.

Sur la première, l'utérus a été complètement renversé.

Sur la seconde, le mouvement de rotation a empêché cet effet.

Sur la dernière opérée, M. Filhos a oublié de dire que je m'étais servi d'un onglet tranchant fixé sur le doigt indicateur de la main droite. Cet instrument pourra être fort utile dans des cas analogues. J'en ai fait construire de trois espèces. Le premier, le plus simple consiste dans un onglet d'acier fixé sur une tige de melchior de trois centimètres et supportée par un anneau brisé. A l'union de l'onglet et de la tige à laquelle il est soudé se trouve un rebord en cul de sac pour loger l'ongle du doigt de l'opérateur. En haut à l'union de la tige et de l'anneau brisé, se trouve un trou pour passer un fil double qui sert à fixer sûrement le petit instrument autour du doigt.

Sous le rapport du volume, les deux tumeurs se ressemblent beaucoup. Seulement la première est moins grosse que la seconde.

La première pèse 338 grammes (11 onces environ), et la seconde 440 grammes (14 onces).

La couleur, la consistance, la nature et l'organisation sont les mêmes.

Les suites des deux opérations ont présenté une différence très notable.

Chez la première malade des symptômes de phlébite ont eu lieu dès le cinquième jour, et les membres inférieurs ont été œdematiés l'un après l'autre.

Chez la seconde, des symptômes de phlébite n'ont apparu que le vingt-huitième jour et sur un seul membre inférieur, celui du côté gauche.

Il est bon de noter que des irrigations continues ont été faites chez la seconde malade, et qu'on n'a point employé ce moyen chez la première.

La convalescence a été longue dans les deux cas.

En résumé, les résultats que j'ai obtenus sont extrêmement satisfaisans sous tous les rapports; ils me donnent lieu d'espérer que ces guérisons se soutiendront, et que mes deux opérées vivront aussi long-temps que si leur existence n'eût pas été menacée d'une destruction prochaine. En effet, sans le secours de l'art, la nature était impuissante et ces deux femmes auraient infailliblement succombé.

La récidive de la maladie est-elle à craindre dans ces cas? Je ne le crois pas, je dirai même qu'elle est moins à redouter qu'après l'extirpation des polypes, parce qu'on est plus certain d'enlever en totalité une tumeur fibreuse qu'un polype.

A mon avis, la récidive devra être aussi rare qu'à la suite des opérations de polypes fibreux complètement enlevés.

Comme on le voit, ce résultat donne au chirurgien beaucoup plus de satisfaction que les opérations les plus heureuses, faites pour des cancers de la matrice, car presque toujours dans ces cas la maladie ne tarde pas à repulluler. Mais en admettant la possibilité de la récidive chez mes deux opérées, comme les tumeurs fibreuses se développent lentement, on emploierait les mêmes moyens avant qu'elles aient acquis un aussi grand développement et on préviendrait leurs suites funestes.

Ces deux faits me permettent donc d'établir que l'extirpation des corps fibreux de l'utérus n'est pas impraticable comme on l'avait supposé, puisque sr deuux opérations j'ai eu deux succès. On n'est pas toujours aussi heureux même pour les polypes, les hernies, la taille, etc.

Après avoir décrit rapidement les tumeurs fibreuses de l'utérus et jeté un coup d'œil sur l'historique chirurgical relatif à ces productions morbides, je crois devoir faire quelques réflexions sur l'anatomie opératoire proprement dite. D'abord il est indispensable de se rappeler les rapports du col avec les artères utérines, le péritoine, la vessie et le rectum, afin de ne pas blesser les parties qu'il importe de ménager.

La forme, la situation et les rapports du col de l'utérus à l'état normal sont trop bien connus et trop bien appréciés par les opérateurs pour que je m'y arrête; mais je ferai remarquer que le point capital pour le chirurgien, c'est de chercher à se représenter par la pensée les déformations que ces parties ont pu subir par le développement varié des tumeurs fibreuses.

En réfléchissant à ce qui précède, on voit que les études d'anatomie pathologique et chirurgicale sur l'utérus viennent à l'appui des résultats que j'ai déjà obtenus; elles nous permettent de concevoir la possibilité d'opérer sûrement des tumeurs renfermées dans les parois de l'organe. D'abord, parce qu'on sait que l'utérus peut être abaissé; mais à mon avis on ne doit le faire qu'avec beaucoup de circonspection et que lorsqu'on y est forcé. En outre, on peut agrandir son col pour opérer dans sa cavité ou dans ses parois. Enfin, on peut à l'intérieur inciser les parois dédoublées sans pénétrer dans le péritoine.

Voyons maintenant les enseignemens pratiques que l'on peut tirer de mes deux faits et de mes remarques d'anatomie pathologique et chirurgicale, ou en d'autres termes, ce qu'on peut faire et ce qu'on doit éviter dans des cas analogues à ceux que j'ai déjà opérés avec succès.

Quoique je n'aie encore que deux faits, je vais chercher à poser quelques règles opératoires et à indiquer autant que possible la marche à suivre dans cette route toute nouvelle.

Pour se préparer convenablement, il faut méditer tout ce qui a trait à cette question, étudier avec soin l'anatomie pathologique relative à ce sujet important, voir et revoir les dessins et les pièces qui permettent d'étudier ces tumeurs fibreuses, et lire avec attention la relation de mes deux faits.

Des essais sur un mannequin, des répétitions comme on en fait pour la manœuvre des accouchemens ne sont pas inutiles, pour apprendre à se préparer à vaincre les difficultés qu'on doit rencontrer en pratiquant cette grave opération. Avec une grosse pelote de coton ou toute autre substance représentant une tumeur, on peut chercher à exécuter les différens temps de l'opération et particulièrement le mouvement de rotation de la tumeur en le comparant au mouvement de traction directe. A défaut de mannequin, on peut simuler le procédé avec les personnes qui doivent assister à l'opération en agissant sur une tumeur artificielle placée entre les deux mains d'un aide.

J'espère qu'en procédant ainsi on sera en mesure de pratiquer une opération qui est difficile sans doute, mais qui n'est pas impossible ainsi qu'on l'avait cru jusqu'à ce jour.

Lorsqu'on est appelé pour constater une affection de l'utérus, il ne faut pas trop attendre pour explorer de toutes les manières; il ne faut pas se presser cependant, se méprendre et confondre une hypertrophie de l'utérus, une affection squirrheuse ou toute autre maladie avec une tumeur fibreuse. Il importe donc, avant tout, de bien préciser les cas. Le diagnostic est le point essentiel.

D'ailleurs lorsqu'il s'agit de résoudre un problème aussi difficile, on doit appeler à son aide les confrères les plus éclairés. On ne saurait prendre trop de précautions; car, sous tous les rapports, les consultations sont de la plus haute importance; tout doit être pesé et discuté largement avec des hommes choisis parmi ceux qui mettent l'intérêt de l'humanité et de la science avant tout autre sentiment.

Les accidens causés par les tumeurs fibreuses, développés dans les parois de l'utérus sont très variables.

Quelquefois elles ne donnent lieu à aucun accident et elles ne déterminent d'autre signe de leur existence, que par leur volume ou leur poids.

D'autres fois, des écoulemens assez abondans ont lieu, et le plus souvent des hémorragies, plus ou moins fortes, comme chez mes deux opérées et quelques autres que j'ai eu l'occasion d'observer.

Enfin, quand ces tumeurs deviennent plus grosses, elles déterminent des accidens de compression, des résorptions, l'épuisement et la mort.

DIAGNOSTIC.

Le diagnostic des corps fibreux placés dans les parois de la matrice est souvent difficile et demande une grande habitude de la part du médecin. Quel que soit le volume acquis par l'utérus, qu'il ne dépasse pas l'excavation du petit bassin, ou qu'il remplisse, comme je l'ai vu, une grande partie de la cavité abdominale; quoique cet organe soit uniformément dilaté, sans bosselures dans aucun point de sa surface, d'une dureté compacte partout, exempt de douleur même au toucher, quoiqu'il n'existe ni hémorragies, ni écoulemens blancs, et que la malade, toujours restée bien réglée, n'éprouve que des malaises, des lassitudes ou des pesanteurs plus ou moins pénibles dans le bassin, il est cependant impossible d'avoir la certitude de l'existence d'une tumeur fibreuse dans les parois de l'utérus. Les pertes blanches ou sanguines qui compliquent quelquefois l'état de la malade ne suffisent pas encore pour éclairer le diagnostic; car elles peuvent dépendre autant de la présence d'un polype ou d'un cancer de l'utérus que de l'existence d'une tumeur fibreuse dans ses parois. Toutefois, en étudiant avec soin la marche de ces diverses maladies, en analysant exactement les symptômes qu'elles produisent, on peut arriver à les distinguer les unes des autres.

Les tumeurs fibreuses ont une marche lente; elles troublent souvent le retour périodique des règles; elles ne déterminent, dans la moitié des cas, ni hémorrhagies, ni flueurs blanches; elles ne développent par elles-mêmes aucun trouble inflammatoire sympathique; elles ne produisent, malgré leur volume parfois considérable, que des malaises locaux, et elles sollicitent, mais seulement lorsque l'utérus a acquis un certain développement, des contractions expulsives de cet organe comme dans le travail de l'accouchement.

Les polypes, qui ne diffèrent le plus souvent des tumeurs fibreuses que par leur forme, doivent donc présenter, à peu près, les mêmes phénomènes pathologiques. Ces productions pédiculées s'accompagnent toujours de métrorrhagies ou d'écoulemens blancs.

L'introduction d'une sonde dans la cavité de la matrice sera d'une grande utilité pour établir le diagnostic différentiel des tumeurs pathologiques de l'utérus et de celles qui peuvent exister dans les organes voisins.

Lorsque le col de la matrice est dilaté et que le chirurgien peut atteindre avec son doigt jusqu'à la tumeur, il parviendra toujours, dans ce cas, à reconnaître si cette tumeur est libre ou placée dans les parois de l'organe.

Les dégénérescences squirrheuses du corps ou du col de l'utérus, celles surtout qui donnent lieu à des pertes blanches ou sanguines, ne seront jamais confondues avec les tumeurs fibreuses dont je parle. Ces altérations cancéreuses ont une marche beaucoup plus rapide, et elles s'accompagnent de bonne heure de phénomènes fébriles. L'utérus, d'ailleurs, est presque toujours le siége de douleurs que le toucher augmente, et la surface de cet organe est plus ou moins inégale. Enfin, les engorgemens inflammatoires du col de la matrice ne sont jamais si bornés à l'une des lèvres qu'ils n'envahissent plus ou moins la lèvre opposée.

OPÉRATION.

Doit-on opérer quand il n'y a pas d'accidens graves et lorsque la tumeur ne gêne que par son volume et par la crainte d'accidens à venir, ou encore lorsque la malade demande avec instance à être débarrassée d'une tumeur dont elle redoute les suites? Il est fort difficile de répondre à cette question; cependant, je pense qu'il faut s'abstenir d'opérer, à moins de craintes sérieuses et légitimes; il ne faut pas même favoriser les efforts de la nature en ouvrant l'enveloppe de la tumeur, car une fois engagée dans le col de l'utérus, il serait indispensable d'opérer promptement, parce que la tumeur gênerait les organes voisins, pourrait déterminer des accidens graves et même funestes, comme nous l'avons observé plusieurs fois.

Si une tumeur fibreuse était complètement renfermée

dans les parois de l'utérus, et non encore perceptible distinctement par le vagin à travers les parois dédoublées du col ; si l'opération était urgente à cause des accidens produits par des pertes sanguines et par le volume même de la tumeur gênant les organes voisins, alors, après avoir bien exploré et constaté sa présence, à l'aide du toucher et d'une sonde introduite dans la cavité utérine, on devrait d'abord essayer de dilater le col ; mais si on éprouvait trop de difficultés, il serait préférable de le débrider avec précaution, c'est-à-dire l'inciser et l'aviver plutôt que de chercher à l'agrandir par la dilatation, qui est d'ailleurs souvent insuffisante et toujours très douloureuse. Dès qu'on aurait pu toucher la tumeur avec le doigt, introduit dans la cavité de l'utérus, on chercherait à inciser la coque, soit avec un bistouri caché, en rondache, soit avec le dez tranchant que j'ai imaginé. On terminerait l'opération en faisant subir à la tumeur un mouvement de rotation.

L'opérateur doit s'entourer de consultans et d'assistans les plus capables pour le seconder efficacement dans une entreprise aussi difficile, et aussi délicate ; la moindre faute pouvant devenir fort dangereuse et même funeste.

Les objets nécessaires sont les suivans : un troicart explorateur, des bistouris ordinaires en rondache et boutonnés droits et courbes, un dez tranchant, de grands ciseaux droits et courbes, trois ou quatre pinces de Museux très fortes, et une autre pince de Museux articulée en forceps.

La malade doit être placée sur le bord d'une table ou d'une commode, comme pour l'opération de la taille. Les membres inférieurs seront maintenus par deux aides, les grandes lèvres écartées par deux autres aides.

L'opérateur introduit le doigt indicateur gauche dans le vagin; avec l'autre indicateur il doit déprimer la fourchette pour laisser voir la tumeur, si elle peut être aperçue par cette manœuvre. Si la tumeur est encore recouverte par la coque, on l'incise en croix avec un bistouri en rondache, garni de linge; puis avec le doigt on décolle l'enveloppe autant que possible tout autour de la portion inférieure de la tumeur, et pour faciliter ce premier temps de l'opération, on débride avec soin et, peu à peu, la coque et le col avec des ciseaux ou un bistouri boutonné.

Dès qu'une portion de la tumeur est bien énuclée, on doit la saisir avec une forte pince de Museux et la tirer directement en bas, pendant qu'avec un doigt on décolle et on repousse le bord ouvert de la coque. On débride encore et toujours avec beaucoup de précaution, si c'est nécessaire, puis on place une autre pince de Museux au-dessus de la première pour commencer à opérer le mouvement de rotation de la tumeur, afin de faciliter l'énucléation. Au dessus de la deuxième on en place une troisième, puis on détache la première pour la replacer au dessus des autres, et ainsi de suite, jusqu'à ce que ce mouvement de rotation ait été complétement exécuté.

Un doigt indicateur doit toujours être placé au pourtour de l'ouverture de la coque pour la repousser et s'assurer s'il est nécessaire de débrider encore. Comme on le conçoit, l'extraction de la tumeur s'opère en même temps que l'énucléation.

Il est facile de comprendre les avantages du mouvement de rotation imprimé à une tumeur qui remplit exactement une cavité et qui y adhère, en pensant à ce qui arrive lorsqu'on tire directement sur cette tumeur; alors on agit sur toute la masse; la résistance siége à la fois dans toute la circonférence de l'ouverture, sur tous les points adhérens et sur les parois voisines. Quand, au contraire, on n'agit que sur un point, on a un grand avantage ; on opère alors un mouvement analogue à celui qui se produit naturellement dans l'évolution de la tête du fœtus au passage, ou soumise à la traction bien faite avec le forceps. La rotation abrège en outre l'opération et elle empêche le renversement de l'utérus.

On peut opérer le mouvement de rotation, dans quatre sens différens. Quel est le plus favorable? Je crois que c'est l'antérieur; mais je crains que la vessie ne soit plus froissée en opérant ainsi. Je pense qu'on peut appliquer aussi avec beaucoup d'avantages ce principe de la traction par rotation à toutes les tumeurs autres que celles de l'utérus, mais dans des conditions analogues.

Les suites de l'opération méritent une très grande attention. Le point important, c'est d'insister sur les *irrigations continues* bien faites dans le vagin et dans la cavité qui contenait la tumeur, afin d'arrêter l'hémorrhagie qui pourrait survenir et d'empêcher la stagnation des liquides. Si les irrigations ne suffisent pas pour chasser les caillots et les matières, il faut de temps en temps les broyer avec le doigt indicateur et faire des injections avec une grande seringue pour empêcher la résorption.

Des cataplasmes émolliens doivent être placés pendant longtemps sur le ventre. Enfin, les onctions mercurielles sont très efficaces lorsqu'il survient des accidens de phlébite. J'ai obtenu d'excellens résultats par ce moyen, dans les deux cas que j'ai cités.

Si la tumeur était trop grosse pour être extraite en entier par la vulve, après avoir beaucoup réfléchi au meilleur parti à prendre pour l'extraire, après avoir pensé à la *débiter* ou à la *gruger*, à l'évider comme nous le faisions pour les calculs vésicaux dans le principe de la lithotripsie, je me suis arrêté à la division incomplète de la tumeur en deux moitiés égales. On conçoit qu'en tirant seulement sur l'une des moitiés, à mesure qu'on prolonge peu à peu l'angle de la division, avec un bistouri, on doit arriver à extraire la tumeur en entier en la *dévidant* pour ainsi dire, et si on ne parvenait pas à attirer la deuxième moitié par la première, après avoir extrait la première moitié, il serait facile d'extraire l'autre.

On peut voir au musée Dupuytren deux énormes polypes fibreux qui ont été extraits en entier par MM. Deguise et Scoutetten. On conçoit en les examinant que ces chirurgiens distingués auraient beaucoup abrégé les difficultés de l'extraction, en leur imprimant un mouvement de rotation, ou en divisant ces tumeurs comme je le propose. Je crois au reste que les déchirures et les incisions que j'ai observées sur ces tumeurs ont beaucoup contribué à me donner l'idée de la division.

Supposons qu'on n'ait pas réussi par en bas ou incomplètement et qu'on ait acquis la certitude que le volume ou la dureté de la tumeur est un obstacle invincible, faudrait-il renoncer à tout espoir de délivrance? Alors peut-être devrait-on proposer l'opération césarienne, c'est-à-dire l'extraction de la tumeur par la région hypogastrique. Ainsi, pour nous servir d'une comparaison, on pourrait agir pour les tumeurs fibreuses de l'utérus comme pour les calculs vésicaux volumineux qui nécessitent la taille hypogastrique, lorsque leur extraction est impossible par la région périnéale. Mais la taille périnéale étant plus grave que les essais infructueux d'extraction d'une tumeur fibreuse par le vagin, l'opération césarienne, pratiquée comme dernière ressource, serait peut-être moins désavantageuse que la taille hypogastrique faite dans les mêmes conditions.

Voyons maintenant ce qu'il faut faire et ce qu'il faut éviter.

D'abord, il importe avant tout de se bien préparer à l'opération et pour cela il faut étudier la question sous toutes ses faces.

Dès qu'on rencontre l'occasion, il faut chercher à bien reconnaitre et à apprécier la tumeur; étudier de nouveau la question, relativement au cas qui se présente; ne rien entreprendre avant d'avoir fait vérifier et contrôler par les confrères les plus éclairés ce qu'on a constaté; disposer tout ce qui sera nécessaire au succès de l'opération, s'entourer des aides les plus capables et se prédisposer de corps et d'esprit pour l'exécution d'une opération difficile.

Il ne suffit pas d'avoir réfléchi à ce qu'on doit faire, il importe surtout de savoir ce qu'on doit éviter avec le plus grand soin.

Le premier point, c'est de ne pas commettre d'erreur de diagnostic.

Le second consiste à ne pas se hâter d'opérer.

Le troisième enfin, à ne pas opérer si la malade ne le demande pas avec instance, car il vaut mieux dans certains cas laisser faire la nature que de se presser d'agir.

Éviter d'abaisser l'utérus sans nécessité.

Éviter les trop grandes incisions de la coque et du col, pour ménager les artères utérines, la vessie, le rectum et le péritoine.

Éviter d'accrocher l'utérus avec la tumeur.

Éviter de tirer directement et avec un forceps. Il serait préférable de diviser la tumeur en deux portions.

Éviter surtout de *débiter* la tumeur; on serait exposé à en laisser des portions qui pourraient devenir la source d'une hémorrhagie mortelle, comme nous en connaissons un exemple.

Éviter de renverser l'utérus.

Éviter de perforer le côté opposé de l'enveloppe, c'est-à-dire de blesser le péritoine.

Éviter enfin les incisions et les ligatures à la fin de l'opération, car alors on risquerait de blesser avec l'utérus renversé le cul de sac du péritoine ; il vaut donc mieux détacher les derniers liens celluleux ou vasculaires avec les doigts.

Quoique je n'aie encore que deux faits à l'appui des idées que je viens d'émettre, je crois pouvoir dire que cette opération toute nouvelle n'est fondée cependant que sur l'extension d'un principe établi par les anatomo-pathologistes de notre époque, à savoir que les polypes fibreux sont enveloppés par une coque. Déjà Saviart, Levret, etc., avaient reconnu cette disposition.

Comme je l'ai déjà dit, ces tumeurs venant ordinairement s'offrir à l'opérateur sous la forme de polypes, on les enlevait assez facilement ; mais lorsqu'elles restaient incarcérées dans les parois de l'utérus sans pouvoir se dégager ni se pédiculer, on n'avait pas encore osé aller les chercher aussi profondément dans les tissus. C'était un pas de plus qui restait à faire, et si je ne me trompe, je crois l'avoir fait.

RÉSUMÉ.

De l'ensemble de mes études sur ce point de de la science je crois pouvoir déduire les propositions suivantes :

1° L'anatomie pathologique en indiquant la véritable disposition des tumeurs fibreuses développées dans les parois de l'utérus, m'a conduit à une opération qu'on n'avait pas osé entreprendre jusqu'alors.

2° Cette opération, que j'ai pratiquée deux fois avec succès, n'est pas aussi difficile ni aussi dangereuse qu'on l'avait pensé, bien qu'on soit obligé d'aller chercher une tumeur au milieu des tissus de l'utérus.

3° Les règles du procédé opératoire sont très simples et peuvent être tracées facilement. Par le mouvement de rotation imprimé à la tumeur au moyen de pinces de Museux, placées successivement les unes au dessus des autres, on abrège beaucoup l'opération; ce procédé trouvera son application dans les cas de polypes volumineux ou de tumeurs renfermées dans l'utérus ou descendues dans le vagin.

4° Si l'on veut tenter d'extirper les tumeurs plus grosses que celles qui peuvent passer par la vulve, il faudra les diviser incomplètement en deux moitiés latérales, au lieu de les enlever par tranches transversales ou autrement.

5° Si la tumeur était ou trop grosse ou trop dure pour sortir par la vulve, on pourrait peut-être tenter de l'extraire, avec quelques chances de succès, par une espèce d'opération césarienne.

6° Je crois avoir franchi la limite opératoire qui avait été établie entre les tumeurs fibreuses pédiculées ou polypes et les tumeurs fibreuses non pédiculées ou interstitielles, c'est-à-dire renfermées dans les parois de l'utérus, et j'espère que l'extirpation des tumeurs de cette dernière espèce ne tardera pas à être généralement admise dans la science et la pratique chirurgicale.

7° Enfin pour se préparer convenablement à faire cette nouvelle opération, il faut observer avec soin des dessins, des pièces d'anatomie pathologique surtout, et étudier tout ce qui se rapporte à ce sujet important.

FIN.

TABLE.

www.ingramcontent.com/pod-product-compliance
Ingram Content Group UK Ltd.
Pitfield, Milton Keynes, MK11 3LW, UK
UKHW021221230726
13926UKWH00003B/1170

9 782013 471510